Operation Knie

Für Sabine,
die immer viel Geduld mit mir
und der Orthopädie bewiesen hat.

Robert Kipping

Operation Knie

Fragen an den Spezialisten

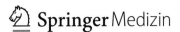

Dr. med. Robert Kipping
Orthopäde und Unfallchirurg
82166 Gräfelfing

ISBN 978-3-89935-317-4   ISBN 978-3-89935-318-1 (eBook)

Die Deutsche Nationalbibliothek verzeichnet diese Publikation in der Deutschen Nationalbibliografie; detaillierte bibliografische Daten sind im Internet über http://dnb.d-nb.de abrufbar.

Springer Medizin
© Springer Medizin Verlag GmbH, ein Teil von Springer Nature 2019

Fotonachweis Umschlag: © Dr. Robert Kipping (Gestaltung: Ute Schneider, www.u-s-design.com, München)

Satz: Schmidt Media Design, München
Druck: Bariet Ten Brink B.V., Meppel/NL

Inhalt

Vorwort

Liebe Patientinnen, liebe Patienten, liebe Angehörige,

Knieschmerzen stellen im orthopädischen Alltag einen der häufigsten Gründe für einen Arztbesuch dar. Da sich in den letzten Jahren sowohl die Diagnostik als auch die therapeutischen Möglichkeiten erheblich verbessert haben, hat sich in diesem Bereich eine Subdisziplin von Spezialisten herausgebildet, die sich z.T. ganz speziellen Themen der Behandlung von Kniegelenkerkrankungen widmen. So sind Zentren für Kreuzbandchirurgie ebenso entstanden wie Endoprothesenzentren, die ihre Qualität stets im Rahmen einer Zertifizierung unter Beweis stellen müssen.

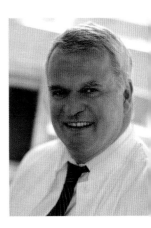

Entscheidend für eine erfolgreiche Behandlung sind eine klare Diagnostik und eine hohe Expertise des Orthopäden bei der Behandlung.

Dieses Buch will und kann das ärztliche Beratungsgespräch nicht ersetzen, soll Ihnen jedoch bei Knieschmerzen und in Vorbereitung auf einen Kniegelenkeingriff dabei helfen, sich über das Thema zu informieren und auf die entscheidenden Fragen zu fokussieren.

Mein besonderer Dank gilt Frau Dr. Hausmann und Herrn Schuck vom Springer Medizin Verlag für die äußerst professionelle Begleitung.

Alles Gute wünscht Ihnen

Dr. med. Robert Kipping
Gräfelfing, im März 2019

1 Wie funktioniert ein Kniegelenk?

Das Kniegelenk ist das größte und komplexeste Gelenk des Menschen. Es besteht funktionell-anatomisch aus 3 Gelenkabschnitten: dem inneren und dem äußeren Gelenkabschnitt sowie dem Kniescheibengelenk, dem eine besondere Bedeutung zukommt (s.u.) (**Abb. 1–3**).

Die Bewegungsmöglichkeiten des Kniegelenks sind Beugung und Streckung, in begrenztem Maße Innen- und Außenrotation in Beugung, geringe seitliche Kippbewegungen sowie – begrenzt im Wesentlichen durch die Funktion der Kreuzbänder – ein Gleiten des Schienbeinkopfes nach vorne und hinten gegenüber den Oberschenkelrollen ("Drehgleitgelenk", **Abb. 4**).

Abb. 1: Linkes Kniegelenk ohne Weichteile (von vorne betrachtet).

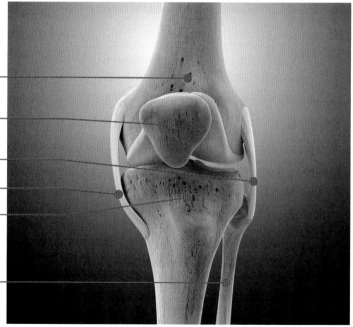

Oberschenkelrolle mit
Knorpelüberzug

Kniescheibe

Außenband

Innenband

Schienbeinkopf
mit Schienbein-
kopfgelenkfläche
(Schienbeinplateau)

Wadenbein mit
Wadenbeinköpfchen

Da die Laufffläche der Oberschenkelrolle deutlich länger ist als die korrespondierende Schienbeinkopfgelenkfläche, haben die aus Faserknorpel bestehenden Menisken (Zwischengelenkscheiben) dabei eine wesentliche Bedeutung als Kraft- und Kongruenzvermittler. Ohne die formangleichenden Menisken würde bei jedem Schritt eine extreme Punktbelastung auf die Gelenkflächen einwirken und diese in kurzer Zeit schädigen. Gesteuert werden muss alles durch eine feine Abstimmung der Bandstrukturen und der das Knie umgreifenden Muskulatur. Wesentlich sind hier die Seitenbandstrukturen (Innen- und Außenband) sowie die Kreuzbänder (vorderes und hinteres). Durch diese Betrachtungen wird deutlich, welche immense Bedeutung Verletzungen dieser einzelnen Strukturen und ihren Folgen zukommt, wenn man sich die enormen Belastungen des Kniegelenks im Alltag und besonders beim Sport vor Augen führt.

Abb. 2: Linkes Kniegelenk (von hinten betrachtet).

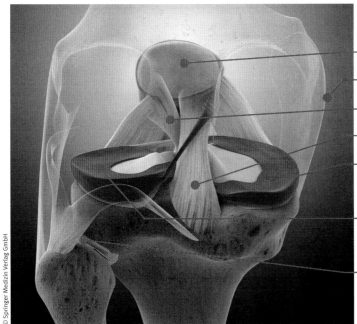

Kniescheibengelenk

Gelenkkapsel

vorderes Kreuzband

hinteres Kreuzband

innerer Gelenkabschnitt mit Innenmeniskus (rot) + Knorpelfläche (weiß)

äußerer Gelenkabschnitt mit Außenmeniskus (rot) + Knorpelfläche (weiß)

straffe Gelenkverbindung zwischen Wadenbeinköpfchen und Schienbeinplateau

Abb. 3: Linkes Kniegelenk (von innen betrachtet).

großer Oberschenkel-Streckmuskel

Kniescheibengleitlager

Kniescheibe

inneres Seitenband

innerer Meniskus

Kniescheibensehne

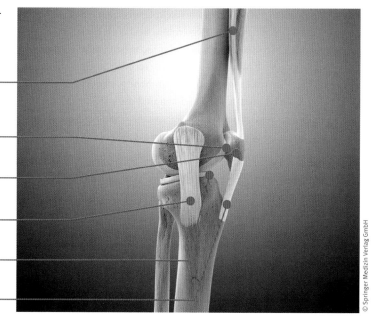

Das Kniegelenk wird von einer gut durchbluteten Gelenkschleimhaut ausgekleidet. Hier finden der Ernährungsaustausch vom Blutsystem zur Gelenkflüssigkeit und der Abtransport von Schlackenstoffen statt. Entzündungen dieser Schleimhaut stellen die Hauptschmerzursache bei Knieproblemen dar und sind z.B. Ausgangspunkt entzündlicher rheumatischer Gelenkerkrankungen.

Außerhalb des Kniegelenks befinden sich puffernde Schleimbeutel, vor allem über der Kniescheibe, die bei kniender Tätigkeit (s. Kap. 11.2) und bei Verletzungen gefährdet sind.

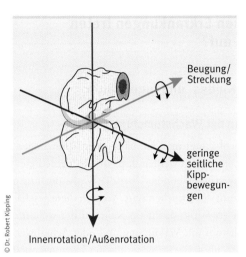

© Dr. Robert Kipping

Beugung/Streckung

geringe seitliche Kippbewegungen

Innenrotation/Außenrotation

Abb. 4: Skizze der Kniebewegungen.

a: Die 3 Rotationsachsen des Kniegelenks: 1. grüne Achse – Beugung und Streckung, 2. rote Achse – Innen- und Außenrotation bei gebeugtem Knie, 3. blaue Achse – geringe seitliche Kippbewegungen Richtung O-Bein und X-Bein. Diese natürlichen Kniegelenkbewegungen sind auch mit einer modernen Schlittenprothese möglich.

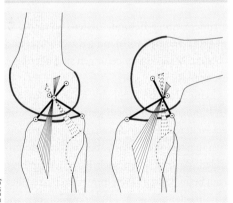

© DePuy

b: Die beiden Kreuzbänder (schwarze Linien) sichern die Roll-Gleitbewegung, die notwendig ist, da die Lauffläche der Oberschenkelrolle (rot markiert) deutlich länger ist als die korrespondierende Schienbeinkopfgelenkfläche (blau markiert).

2 Welche typischen Erkrankungen treten am Kniegelenk auf?

2.1 Im Säuglings-, Kindes- und Jugendalter

Verletzungen, Störung der Wachstumsfugen

In dieser Lebensphase beobachtet man am häufigsten Verletzungen. Diese müssen sorgfältig untersucht werden, um vor allem eine Beteiligung der Wachstumsfugen zu erkennen. Über die Wachstumsfugen findet das Längenwachstum der Knochen statt. Werden diese geschädigt und schließen sich vorzeitig, droht im Rahmen der weiteren Skelettreife ein Fehlwachstum mit Verkürzung und/oder Achsabweichung. Neben dem Röntgenbild ist zur Sicherung der Diagnose auch oft ein Kernspintomogramm notwendig. Als einfache Methode ohne Belastung der Kinder hat sich auch die Ultraschalluntersuchung bewährt.

Beim Kind bestehen zudem einige Besonderheiten. So sind z.B. beim 1-jährigen Kind die Menisken noch vollständig durchblutet und können bei Verletzungen heilen. Meniskusverletzungen sind allerdings beim Kind eine ausgesprochene Rarität.

Grundsätzlich gibt es beim Kind die Möglichkeit des „Remodelling", d.h., Fehlstellungen können bis zu einem gewissen Grad vom Körper selbst im Verlauf des weiteren Wachstums ausgeglichen werden.

Unklare Knieschmerzen müssen nicht sofort, aber im Verlauf röntgenologisch abgeklärt werden, da sehr selten auch Knochentumoren vorkommen. Knieschmerzen beim Kind müssen immer auch den Blick des Untersuchers auf das Hüftgelenk lenken. Hüfterkrankungen wie eine Hüftkopfnekrose („Morbus Perthes"), ein Hüftkopfgleiten („Epiphyseolysis capitis femoris") oder ein harmloser Hüftschnupfen („Coxitis fugax") werden beobachtet.

Angeborene Knieschäden

Zumeist auf genetischer Grundlage können angeborene Knieschäden beobachtet werden. Ein dramatisches Bild liefert hier die „Arthrogry-

posis multiplex congenita", die mit einer Streckfehlstellung der Kniegelenke einhergeht und oft frühzeitig operiert werden muss.

Fehlformen der Kniescheibe bis hin zur angeborenen Luxation
oder zum Fehlen der Kniescheibe werden beobachtet.

Eine harmlose angeborene Variante stellt der Scheibenmeniskus
dar. Hierbei ist meist der Außenmeniskus tellerförmig vergrößert und
füllt den gesamten Gelenkabschnitt aus. Dadurch verliert er seine
wichtige Funktion der Kongruenzvermittlung (s.o.) und sollte, wenn
er Beschwerden verursacht, operiert werden

Kniescheibenverrenkung („Patellaluxation")

Man unterscheidet anlagebedingte (habituelle) von verletzungsbedingten
(traumatischen) Verrenkungen der Kniescheibe. Betroffen sind vor
allem junge Mädchen mit schlankem Habitus um die Phase der Pubertät herum. Die Patella rutscht nahezu immer nach außen aus dem
Lager (komplett oder teilweise) heraus. Bei diesem Vorgang können
Knorpelabscherungen eintreten, die erkannt werden müssen. Die Therapie umfasst die Reparatur eventuell vorhandener Begleitverletzungen
und die Verhinderung weiterer Verrenkungen (s. Abb. 26, S. 41).

Morbus Schlatter

Morbus Schlatter ist eine häufige Ursache von Knieschmerzen bei
Jugendlichen im Wachstum. Es handelt sich um eine schmerzhafte
Entzündung der Wachstumsfuge im Bereich knapp unter dem Knie,
am Ansatz der Kniescheibensehne (Patellasehne) am vorderen Schien-
bein (Tuberositas tibiae) (**Abb. 5**).

Der Morbus Schlatter tritt am häufigsten bei Wachstumsschüben
auf, wenn Knochen, Muskeln, Sehnen und andere Strukturen sich
rasch verändern. Da körperliche Aktivitäten eine zusätzliche Belastung
für Knochen und Muskeln bedeuten, haben Kinder, die beispielsweise Leichtathletik betreiben, ein erhöhtes Risiko. Jedoch kann dieses
Problem auch bei weniger aktiven Jugendlichen auftreten. In einigen
Fällen sind beide Kniegelenke betroffen, wenn auch die Schmerzen bei
einem Knie schlimmer sein können.

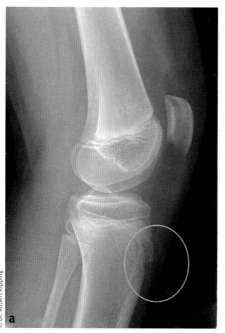
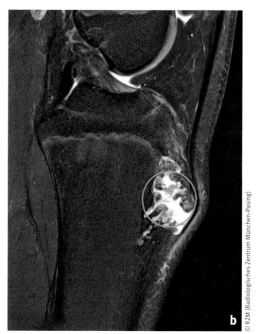

Abb. 5: Morbus Schlatter.
a: Knochenvorsprung am Schienbeinkopf (Röntgenbild).
b: Akute Entzündung bei einem 15-jährigen Jungen (MRT).

Durch die (meist sportliche) Aktivität wird über die Kniescheibensehne (Patellasehne) ein Zug auf die Wachstumsfuge ausgeübt und löst dort eine Entzündung aus. Hauptsymptom ist eine druckschmerzhafte Vorwölbung an dieser Stelle.

Die Behandlung von Morbus Schlatter konzentriert sich auf die Verringerung der Schmerzen und Schwellungen. Dies erfordert in der Regel die Begrenzung der Übungsaktivitäten, bis das Kind diese wieder ohne Beschwerden oder erhebliche Schmerzen ausüben kann.

In schweren Fällen ist sogar eine mehrmonatige Pause der Übungsaktivitäten notwendig, gefolgt von einem gezielten Kraftaufbautraining. In den meisten Fällen von Morbus Schlatter genügen jedoch einfache Maßnahmen wie Schonung, Kühlung, entzündungshemmende Salben

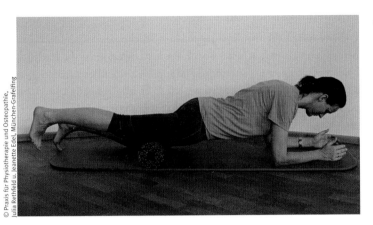

Abb. 6: Physiotherapeutische Übung mit Faszientechnik.

sowie Dehn- und Kräftigungsübungen, um die Schmerzen zu lindern und eine Rückkehr zu den täglichen Aktivitäten zu ermöglichen.

Zusätzlich ist eine physiotherapeutische Behandlung angezeigt, wobei es positive Erfahrungsberichte zu Faszientechniken gibt (**Abb. 6**).

Stretch-Übungen sind ebenfalls empfehlenswert. Das Dehnen der Muskeln an der Vorder- und Rückseite des Oberschenkels lindert Schmerzen und verhindert ein Rezidiv.

Nichtsteroidale entzündungshemmende Medikamente wie Ibuprofen dienen der Schmerzlinderung und/oder Abschwellung, sollten jedoch im Kindesalter nur kurzfristig und mit Bedacht eingesetzt werden.

Durch Kniebandagen (z.B. „GenuTrain®", **Abb. 7**) und elastische Tapeverbände wird der Verlauf der Zugkräfte verändert, wodurch ebenfalls die Schmerzen gelindert werden können. Lokale Eisauflagen zur Kühlung sind sinnvoll.

Die meisten Symptome verschwinden vollständig und ohne funktionelle Einschränkungen, wenn das Kind den jugendlichen Wachstumsschub beendet hat, also etwa im Alter von 14 Jahren bei Mädchen oder 16 Jahren bei Jungen. Es verbleibt maximal eine etwas vorspringende Stelle an der Knievorderseite unterhalb der Kniescheibe, die in den allermeisten Fällen keinerlei Beschwerden verursacht. Sollte sie stören, ist eine operative Entfernung möglich.

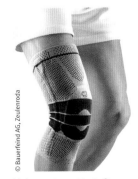

Abb. 7: GenuTrain®-Bandage.

Fehlstellungen der Beinachse

O-Bein- oder X-Beinfehlstellungen beim Säugling und Kleinkind können angeboren (selten) oder erworben sein. Bekannt ist die Rachitis, bei der es infolge eines Vitamin-D-Mangels zu einer Beeinträchtigung des Knochenstoffwechsels kommt. Die Erkrankung beginnt im 3. bis 4. Lebensmonat. Wegweisend ist die Bestimmung der alkalischen Phosphatase im Blut. Die Prophylaxe und Therapie besteht in einer Substitution von Vitamin D.

Rheumatische Erkrankungen

Hierbei handelt es sich um autoaggressive entzündliche Erkrankungen, die vor allem an der Gelenkschleimhaut ablaufen und unbehandelt zu einer fortschreitenden Zerstörung der betroffenen Gelenke führen. Typische Krankheitszeichen sind (oft symmetrische) Gelenkschwellungen der Kniegelenke (neben anderen Gelenken) und Ergussbildungen. Die Blutlabortests und die Untersuchung des Gelenkpunktats weisen dann auf eine rheumatische Erkrankung hin. Abgegrenzt werden muss der akute Gelenkrheumatismus („rheumatisches Fieber") nach einer vorangegangenen Streptokokkeninfektion.

Zur Verlangsamung des Krankheitsgeschehens wird medikamentös und operativ mit Entfernung der entzündeten Gelenkschleimhaut behandelt.

Kniegelenkinfekte/Osteomyelitis

Bei einem Kniegelenkinfekt sind Bakterien (sehr selten Viren oder Pilze) ins Gelenk gelangt. Auf dem Blutweg ist dies in der Regel nur im Kindes- und Jugendalter durch die noch offenen Wachstumsfugen möglich. Entwickelt sich Eiter im Gelenkraum, spricht man von einem Pyarthros (lat. pus = Eiter und griech. arthron = Gelenk).

Die allgemeinen Symptome sind Fieber, Unwohlsein, Rötung und Überwärmung des Gelenks. Die Krankheit erfordert sofortiges Handeln, da die Erreger und die Entzündungsreaktion das Gelenk sehr rasch stark schädigen können. Bei schneller Reaktion mit sofortiger stationärer Einweisung und chirurgischer (Aus-)Spülung und sehr sorgfältiger Reinigung des Gelenkes neben einer testgerechten Antibiotikagabe ist es möglich, Folgeschäden zu vermeiden.

Noch problematischer liegt der Fall bei einer Knochenmarkentzündung (Osteomyelitis). Dabei kommt es zu einer bakteriellen Infektion des Knochenmarks im Oberschenkel-(Femur) oder Schienbeinknochen (Tibia). Die auslösenden Bakterienarten sind am häufigsten Staphylococcus aureus und Staphylococcus epidermidis. Je nachdem, wie die Erreger ins Knochenmark gelangen, unterscheiden Mediziner zwischen endogener (durch einen bereits im Körper bestehenden bakteriellen Streuherd) und exogener (von außen eingebracht bei Verletzung, Punktion, Injektion oder Operation) Knochenmarkentzündung.

Die seltenere endogene Osteomyelitis, deren Erreger von einem Infektionsherd im Inneren des Körpers (z.B. Mandelentzündung) über das Blut (hämatogen) ins Knochenmark gelangen, tritt überwiegend bei Kindern und Jugendlichen auf: Die meisten Betroffenen sind unter 16 Jahre alt. Im Erwachsenenalter kommt die endogene Osteomyelitis äußerst selten vor, da die Wachstumsfugen geschlossen sind und so eine natürliche Barriere darstellen. Meist verursacht eine Osteomyelitis allgemeine Symptome wie hohes Fieber und Krankheitsgefühl in Verbindung mit Schmerzen und Entzündungszeichen, die auf die betroffene Region begrenzt sind. Je nach Alter der Betroffenen und Infektionsform können die mit der Knochenmarkentzündung verbundenen Beschwerden aber unterschiedlich ausgeprägt sein.

Ein Kniegelenkinfekt oder eine Osteomyelitis wird diagnostiziert durch Blutanalysen (hier sind die Blutsenkungsgeschwindigkeit und das C-reaktive Protein deutlich erhöht), Erregeranzucht durch Proben aus dem Gewebe/Punktat im Labor sowie bildgebende Verfahren (Röntgen, Ultraschall, Skelettszintigrafie und ggf. Kernspintomografie).

Jedenfalls stellt die Osteomyelitis im Kindes- und Jugendalter eine Notfallsituation dar, die sofort stationär im Krankenhaus behandelt werden muss. Wie die Osteomyelitis verläuft, hängt davon ab, wodurch die Entzündung des Knochenmarks verursacht wurde und wie schnell sie behandelt werden konnte. Gefürchtet ist die Ausdehnung der Entzündung auf die Wachstumsfugen, da dann ein Fehlwachstum (s. Beinachs-Fehlstellungen, S. 14) oder eine Beinverkürzung resultieren kann.

2.2   Im Erwachsenenalter

Meniskusschäden

Hierbei handelt es sich zweifelsohne – neben den Knorpelerkrankungen – um die häufigste Ursache, die die Betroffenen in dieser Lebensphase zum Orthopäden führt. In Anbetracht der Tatsache, dass ein menschliches Kniegelenk im Laufes des Lebens durchschnittlich 330 Millionen Beugebewegungen durchführt und Spitzenbelastungen bis über 1 Tonne aushalten muss, sind die knorpeligen Gelenkscheiben (Außen- und Innenmeniskus) besonderen Belastungen ausgesetzt. Während die Menisken in der Jugend und im jungen Erwachsenenalter den Belastungen meist standhalten können und nur bei erheblicher Krafteinleitung geschädigt werden, verlieren sie im Rahmen ihrer natürlichen Alterung zunehmend an Elastizität und können reißen. Bereits im 3. Lebensjahrzehnt treten erste Verschleißerscheinungen in der Meniskussubstanz auf, die schließlich schon bei Bagatellbewegungen zum offenen Riss führen können (**Abb. 8**). Löst sich dann ein Meniskusfragment ab oder klemmt sich ein, kommt es zu Gelenkblockierungen, Ergussbildung und Schmerzen. Der Innenmeniskus ist dabei aufgrund seiner anatomischen Anheftung weitaus häufiger als der Außenmeniskus betroffen, der mobiler fixiert ist und dadurch wohl den Belastungen etwas besser ausweichen kann.

Über das weitere Vorgehen entscheidet die fachärztliche Untersuchung; meist kann man die Diagnose schon klinisch anhand der typischen Beschwerden stellen. Bei der Untersuchung kann der erfahrene Arzt oft ein Schnapp-Phänomen bei Beugung und gleichzeitiger Rotation des Unterschenkels erzeugen. Häufig liegt ein Gelenkerguss vor, und die Kniekontur ist entsprechend wenig ausgeprägt. Hat sich bereits ein chronischer (länger bestehender) Erguss gebildet, kann in der Kniekehle eine störende prall-elastische Vorwölbung entstehen, eine sog. „Bakerzyste" (**Abb. 9**). Es handelt sich dabei um eine durch den Flüssigkeitsdruck entstandene Aussackung der hinteren Gelenkkapsel.

Erhärtet wird die Diagnose durch eine Röntgenuntersuchung, in der Regel ergänzt durch eine Kernspintomografie. Hierbei kann auch gleichzeitig der Zustand des Knorpels begutachtet werden. Stehen die Meniskusbeschwerden im Vordergrund und liegt noch keine fortge-

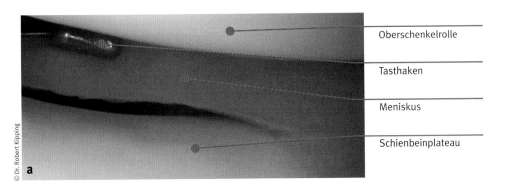

Oberschenkelrolle

Tasthaken

Meniskus

Schienbeinplateau

© Dr. Robert Kipping

a

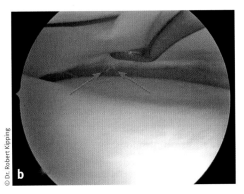

© Dr. Robert Kipping

b

Abb. 8: Innenmeniskus.
a: Intakt. Der Tasthaken liegt im Gelenk-
spalt auf dem Innenmeniskus. Angren-
zend sind die intakten Gelenkflächen
der inneren Oberschenkelrolle und des
Schienbeinplateaus zu sehen.
b: Gerissen. Hier unterfährt der Tasthaken
den Meniskus; der Riss wird sichtbar.

schrittene Kniegelenkarthrose vor,
kann eine Kniegelenkarthroskopie
im Rahmen eines kurzstationären
Aufenthalts (oder in ausgewählten
Fällen auch ambulant) helfen.

Bandverletzungen

Da immer mehr Menschen Sport
treiben, treten häufiger Bandverletzungen auf, insbesondere bei Sportarten, die eine große Hebelkraft am
Kniegelenk bewirken, wie z.B. Ski-

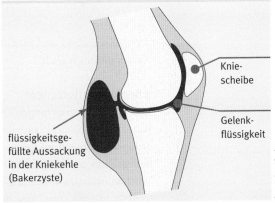

Knie-
scheibe

Gelenk-
flüssigkeit

flüssigkeitsge-
füllte Aussackung
in der Kniekehle
(Bakerzyste)

© Dr. Robert Kipping

Abb. 9: Schematische Darstellung einer Bakerzyste.

fahren, oder Kontaktsportarten wie Fußball. Am Kniegelenk, das im Unterschied zum knöchern geführten Hüftgelenk ganz wesentlich vom Bandapparat stabilisiert wird, begegnen dem Orthopäden vor allem Innenband- und Kreuzbandverletzungen.

Der betroffene Patient spürt nach der Bandverletzung in der Regel eine sofortige Instabilität während der Belastung und wird die sportliche Aktivität sofort abbrechen. Bei isolierten Kreuzbandverletzungen ist es hin und wieder möglich, z.B. mit den Skiern noch abzufahren. Sehr schnell stellen sich dann aber eine Schwellung und Schmerzen ein. Durch einen mehr oder minder ausgeprägten Gelenkerguss, der bei Kreuzbandverletzungen auch blutig sein kann, wird die Beweglichkeit des Kniegelenks zunehmend schmerzhaft eingeschränkt.

Die ärztliche Untersuchung umfasst neben der Funktionsprüfung des Kniegelenks eine Röntgenuntersuchung zum Ausschluss einer knöchernen (Begleit-)Verletzung. Ein starker Gelenkerguss wird durch Punktion entlastet. Dadurch kommt es zu einer Schmerzlinderung, und es ergeben sich weitere diagnostische Hinweise (ein blutiger Erguss weist auf eine substanzielle Knie-Binnenschädigung hin). Häufig wird die Untersuchung durch eine Kernspintomografie ergänzt. Je nach Verletzungsmuster ergeben sich dann verschiedene Behandlungsmöglichkeiten.

Wegen ihrer überwiegenden klinischen Bedeutung werden im Folgenden nur Innenbandverletzungen und Kreuzbandverletzungen beschrieben. Klinisch relevant ist darüber hinaus auch die sog. „Unhappy Triad", d.h. eine Kombinationsverletzung von Innenband, vorderem Kreuzband und Innenmeniskus. Eine operative Reparatur ist hierbei unumgänglich.

Innenbandverletzungen

Isolierte Bandverletzungen (**Abb. 10**) lässt man heute in der Regel konservativ ohne OP ausheilen. Anfänglich können spezielle Knieorthesen die Bandfunktion kompensieren und die Beweglichkeit des Kniegelenks und damit die Muskulatur hinreichend erhalten. 4–6 Wochen nach der Verletzung kann die Orthese wieder abgenommen werden. Es folgt eine Phase der Physiotherapie, um die volle Beweglichkeit wiederzuerlangen und die Muskulatur aufzutrainieren. Sport-

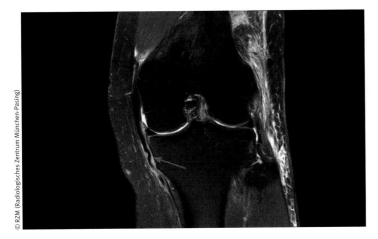

Abb. 10: Innenbandriss (MRT). Man erkennt den geschlängelten Verlauf des gerissenen Bandes.

liche Belastung kann im Zeitraum von 3–6 Monaten wiederaufgenommen werden.

Kreuzbandverletzungen

Man unterscheidet die (Teil-)Schädigung des vorderen (**Abb. 11b**) von der sehr viel selteneren Verletzung des hinteren Kreuzbands. Im Falle des vorderen Kreuzbands können sog. „subtotale" Risse, bei denen nicht der gesamte Kreuzbandquerschnitt betroffen und die für die Bandernährung wichtige Schleimhauthülle erhalten ist, ebenfalls konservativ analog zu den Innenbandverletzungen ausgeheilt werden. In letzter Zeit wird ein begrenzter operativer arthroskopischer Therapieansatz mit Spiegelung des Kniegelenks und Unterstützung der Durchblutung im knöchernen Bandansatzbereich propagiert; dies scheint vielversprechende Erfolge zu haben (sog. „Healing Response").

In allen Fällen einer klinisch relevanten Instabilität (Schubladentest, Pivot-Shift-Test) und bei kompletter Banddurchtrennung ist eine Bandrekonstruktionsplastik notwendig. Subjektiv registrieren die betroffenen Patienten häufig ein sog. „Giving-way". Hierbei handelt es sich um ein spontanes Wegknicken im Kniegelenk, wenn für einen Augenblick die muskuläre Stabilisierung aussetzt.

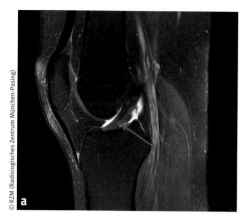
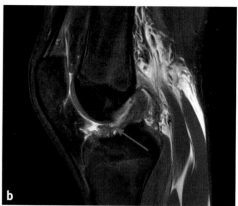

Abb. 11: Vorderes Kreuzband. **a:** Intakt. **b:** Gerissen. Die Bandstruktur ist nicht mehr durchgängig abzugrenzen (MRT).

Durch die abnorme Auslenkung des Kniegelenks durch die fehlende Haltefunktion des gerissenen Kreuzbands kommt es gelegentlich vor, dass zusätzlich eine knöcherne Verletzung des Schienbeinkopfes entsteht, was nicht übersehen werden darf.

Zur Behandlung stehen arthroskopische und offene Verfahren zur Verfügung. Als Transplantatersatz des vorderen Kreuzbands dient die Semitendinosussehne oder ein Teil der Patellasehne (**Abb. 12**, **Abb. 13**).

Derartige Eingriffe werden im Rahmen eines stationären Aufenthalts von wenigen Tagen vorgenommen; mitentscheidend für den Erfolg ist eine konsequente und individuell angepasste Rehabilitation,

Abb. 12: Vollständiger Riss des vorderen Kreuzbands.
a: Grafik.
b: Die eingebluteten Bandstümpfe (Pfeile) sind gut zu erkennen (Arthroskopie).

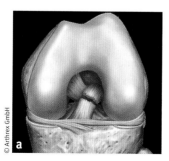
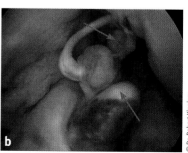

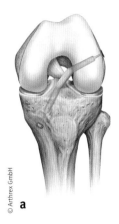

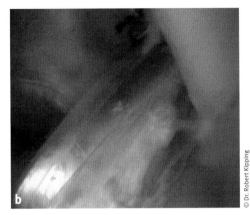

© Arthrex GmbH   **a**

b   © Dr. Robert Kipping

Abb. 13: Plastischer Ersatz des Kreuzbands durch Sehnentransplantat.
a: Grafik.
b: Arthroskopie.

die ambulant durchgeführt wird. Nach einer Orthesenphase (z.B. Donjoy®-Schiene, **Abb. 14**) von ca. 6 Wochen erfolgen Muskelaufbau, Koordinationstraining und das Wiedererlangen der freien Beweglichkeit. Kniebelastender Sport kann nicht vor 4-6 Monaten wiederaufgenommen werden.

Knorpelschäden

Unfallbedingte Knorpelschäden im Knie sollten, soweit möglich, operativ repariert werden, da sonst eine frühzeitige Arthrose droht. Voraussetzung ist ein ansonsten intaktes Kniegelenk ohne bestehende flächige Knorpelschäden und wesentliche Degeneration.

Je nach Art und Größe des Knorpelschadens kommen Verfahren wie die Refixierung der Knorpelablösungen mittels Schrauben (oder besser sich resorbierender Stifte), die Ersatzknorpelbildung (Chondropicking, Mikrofrakturierung, AMIC etc.), die Knorpel-Knochenzylindertransplantation (OATS) oder aber die Knorpelzüchtung und Implantation (ACT) in Betracht (**Abb. 15**).

Alle diese Maßnahmen gehören jedoch in die Hände eines Spezialisten.

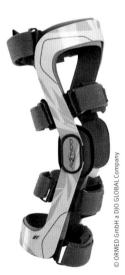

© ORMED GmbH a DJO GLOBAL Company

Abb. 14: Donjoy®-Schiene für das vordere Kreuzband.

Abb. 15: Durchführung einer Knorpelzelltransplantation (Grafik).

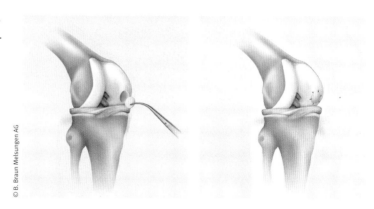

© B. Braun Melsungen AG

Sehr viel häufiger begegnet man jedoch großflächigeren Verschleißerscheinungen am Knorpel (**Tab. 1**). Dann sind die oben genannten Maßnahmen nicht mehr mit dem gewünschten Erfolg verbunden.

Zunächst müssen die Ursachen gefunden werden. Liegen dem Knorpelschaden beispielsweise Achsfehlstellungen mit Überbelastung zugrunde, muss hier korrigierend angesetzt werden (s. S. 27). Ein wesentlicher Kofaktor kann Übergewicht sein, das abgebaut werden

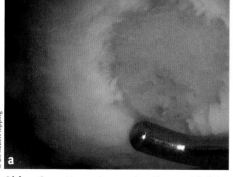
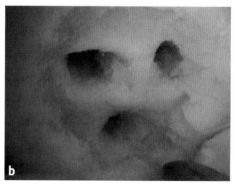

© Dr. Robert Kipping

Abb. 16: a: Man erkennt den Knorpeldefekt und den darunter frei liegenden Knochen. **b:** Um eine Reparatur durch Ersatzfaserknorpel zu ermöglichen, werden kleine Löcher in die Knochenlamelle gestanzt, durch die der Knorpel regeneriert werden kann.

Tab. 1: Stadien des Knorpelverschleißes (ICRS).

Grad 0	normal, keine erkennbaren Defekte
Grad 1	leichte Erweichung des Knorpels und/oder oberflächliche Risse/Fissuren im Knorpel
Grad 2	Die Tiefe des Knorpelschadens erreicht weniger als die Hälfte (< 50%) der gesamten Knorpeldicke
Grad 3	Die Tiefe des Knorpelschaden erreicht mehr als die Hälfte (> 50%) der gesamten Knorpeldicke
Grad 4	Die gesamte Knorpelschicht fehlt, der unter dem Knorpel gelegene Knochen liegt frei („Knorpelglatze")

sollte. Auch liegen häufig muskuläre Defizite vor, die durch entsprechendes Training ausgeglichen werden sollten.

Je nach Stadium des Knorpelschadens kann bei Defekten noch bis Grad 3 erfolgreich mit Hyaluronsäure als Gelenkinjektion behandelt werden. Parallel bleibt zu entscheiden, ob sich größere Knorpeldefekte arthroskopisch glätten lassen. Die Erfolge sind jedoch nicht immer vielversprechend. Schreitet der Knorpelschaden weiter fort und mündet in eine schwere Arthrose, muss eine Implantatversorgung diskutiert werden.

Fehlstellungen der Beinachse

Die mechanische Beinachse ist von vorn betrachtet die Verbindungslinie zwischen dem Zentrum des Hüftkopfes und der Mitte des Sprunggelenks. Im Idealfall verläuft diese Linie mit einer Abweichung von wenigen Millimetern mittig durch das Kniegelenkzentrum.

In der seitlichen Betrachtung bilden Oberschenkel und Unterschenkel einen leicht nach hinten offenen Bogen, und die Schienbeinkopfgelenkfläche ist um etwa 10° nach hinten geneigt. So ist die exzellente Beugefähigkeit des Kniegelenks erklärt, die im Idealfall den

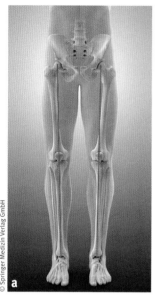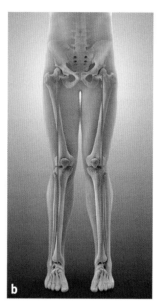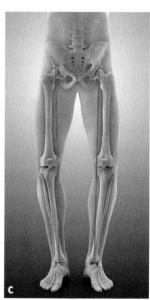

© Springer Medizin Verlag GmbH

Abb. 17: a: Beinachse normal. **b:** X-Bein. **c:** O-Bein.

Fersensitz ermöglicht. Abweichungen dieser Tragachse weiter nach innen führen zu einem O-Bein, während eine Verlagerung der Tragachse nach außen zu einem X-Bein führt (**Abb. 17**).

Ursachen von Achsfehlstellungen beim Erwachsenen sind vor allem unter Fehlstellung verheilte kniegelenknahe Knochenbrüche. Daneben führen Meniskusentfernungen zu sekundären O- oder X-Beinfehlstellungen. Gerade die früher – vor der arthroskopischen Ära – noch häufig vorgenommene komplette Meniskusausschneidung hatte einen substanziellen Knorpelschaden mit entsprechender Minderung der Gelenkspalthöhen zur Folge und mündete, falls der Innenmeniskus betroffen war, häufig in einem schmerzhaften O-Bein, indem durch die Verlagerung der Tragachse eine unphysiologische Last auf den inneren Gelenkabschnitt einwirkte. Diese mechanische Überlastung korreliert linear mit dem Knorpelverschleiß und fördert schließlich die Arthroseentwicklung.

Trotz der erheblichen Fortschritte in der Versorgung arthrotisch geschädigter Kniegelenke mit einer (Endo-)Prothese hat die gelenkerhaltende operative Korrektur der Beinachse (oder Tragachse) unter bestimmten medizinischen Voraussetzungen ihren Stellenwert und kann z.T. für viele Jahre oder gar dauerhaft eine Prothese vermeiden (s. S. 50).

Knochenbrüche

Frakturen in der Umgebung des Kniegelenks betreffen am häufigsten das Schienbeinplateau, die Kniescheibe und seltener die gelenkbildenden Oberschenkelrollen (Kondylen). Nur unverschobene kleinere Brüche können ohne OP ausgeheilt werden. Sobald die Gelenkfläche vom Knochenbruch wesentlich in Mitleidenschaft gezogen ist und eine Gelenkstufe auftritt, sollte operativ rekonstruiert werden, um eine „posttraumatische" Kniegelenkarthrose zu verhindern, die nicht selten schließlich eine Knieprothese erforderlich macht. Stabilisiert werden die Knochenbrüche mit Schrauben und Platten, wobei sich moderne winkelstabile Systeme durchgesetzt haben. Ein Argument für die operative Versorgung ist immer auch die Möglichkeit der Übungsstabilität, während im Gips ein Muskelschwund und eine Gelenkeinsteifung droht.

Knochennekrosen: Osteochondrosis dissecans (OD), Morbus Ahlbäck; Knochenmarködeme

Osteochondrosis dissecans

Eine Sonderform eines Knorpelschadens stellt die Osteochondrosis dissecans dar. Dabei stirbt der unter dem Knorpel liegende Knochen ab (Nekrose), und in der Folge können sich Knochen- bzw. Knorpelstücke loslösen (**Abb. 18**). Es werden vor allem mechanische, aber auch durchblutungsbedingte Ursachen vermutet.

In einem frühen Stadium kann die Osteochondrosis dissecans konservativ mit Entlastung und Physiotherapie behandelt werden. Die Entscheidung zur Therapie ermöglicht in der Regel das Kernspintomogramm. Hier kann sehr gut dargestellt werden, ob das betroffene Knochen- bzw. Knorpelstück noch an der Durchblutung des Knochens

Abb. 18: Osteochondrosis dissecans (MRT).

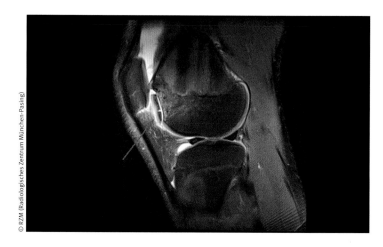

© RZM (Radiologisches Zentrum München-Pasing)

teilhat, ob es sich abgegrenzt hat und herauslösen will und ob der Knorpelüberzug noch intakt ist. Ist der Knorpelüberzug erhalten, kann man mit einer sog. „retrograden Bohrung" den Defekt wieder durchbluten und ggf. zusätzlich Knochenmaterial zur Stabilisierung einbringen (**Abb. 19**). Der Eingriff ist unter Röntgenkontrolle minimalinvasiv möglich. Spätestens wenn sich das Knorpel-Knochen-Stück gelöst hat, muss es operativ entfernt werden und der Knorpelschaden je nach Größe mit einer Knochen-Knorpel-Transplantation oder einer Knorpelzelltransplantation behandelt werden (s. S. 25).

Abb. 19: Retrograde Bohrung bei Osteochondrosis dissecans (Skizze). Der Bohrer perforiert die Grenzlamelle des Defektes von außerhalb des Gelenkraums. Dies ermöglicht einen Anschluss an das Blutsystem und damit eine Ausheilung.

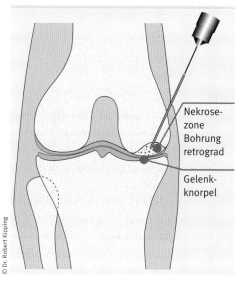

Nekrosezone

Bohrung retrograd

Gelenkknorpel

© Dr. Robert Kipping

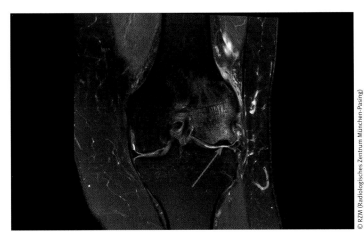

Abb. 20: Morbus Ahlbäck (MRT). Man erkennt den nicht mehr durchbluteten Knochenbezirk (Nekrose).

© RZM (Radiologisches Zentrum München-Pasing)

Morbus Ahlbäck

Beim Morbus Ahlbäck kommt es – aus noch nicht geklärter Ursache – zu einer Minderdurchblutung des Knochens (meistens im Bereich der inneren Oberschenkelrolle) und in der Folge zu einem langsamen Absterben (Nekrose) des Knochens und des darüberliegenden Knorpels (**Abb. 20**). Es kann sich eine Arthrose entwickeln, die manchmal sogar einen künstlichen Kniegelenkersatz erforderlich macht.

Bevor entsprechende Veränderungen im Röntgenbild erkennbar sind, zeigt das Kernspintomogramm eine Auffälligkeit mit vermehrter Flüssigkeitseinlagerung im Knochen (Knochenmarködem).

Knochenmarködeme

Knochenmarködeme und Knochennekrosen sind auch Begleitphänomene der fortgeschrittenen Arthrose. In diesen Fällen ist häufig ein Implantat erforderlich.

Knochenmarködeme werden auch nach Überlastungen und Verletzungen des Kniegelenks im Kernspintomogramm beobachtet. Sie können sehr schmerzhaft sein und müssen oft operativ durch eine Bohrung gelindert werden. Anschließend muss das betroffene Kniegelenk bis zur Ausheilung durch den Gebrauch von Unterarmgehstützen entlastet werden.

Rheumatische Erkrankungen

Hierunter werden viele Krankheitsbilder ganz unterschiedlicher Art zusammengefasst. „Rheuma" gehört zu den sogenannten „autoaggressiven Erkrankungen", die durch eine Fehlsteuerung des Immunsystems entstehen. Der Körper bekämpft dann sein eigenes Gewebe, in diesem Fall die Gelenkschleimhaut. Nicht selten manifestiert sich das Gelenkrheuma symmetrisch an beiden Kniegelenken; es können aber durchaus auch mehrere Gelenke (vor allem Hände und Füße) betroffen sein. Die Entzündung verursacht eine Ergussbildung, die sich in einer schmerzhaften Schwellung der betroffenen Gelenken äußert. Die Diagnose wird durch spezielle Bluttests und Laboruntersuchungen des Gelenkpunktats gestellt.

Im Frühstadium der Erkrankung kann die entzündete Gelenkschleimhaut operativ (arthroskopisch oder offen) entfernt werden („Synovektomie")

Ist das Gelenkrheuma bereits fortgeschritten, erkennt man typische Veränderungen auf dem Röntgenbild. Wenn die Verschleißerscheinungen weiter zunehmen, kann die Implantation einer Knieprothese infrage kommen.

Stoffwechselerkrankungen

Besprochen werden soll aus diesem Formenkreis hier nur die Gichterkrankung. Darüber hinaus gibt es zahlreiche Stoffwechselkrankheiten, die das Kniegelenk beeinflussen können; diese sind jedoch sehr selten. Gicht (auch Urikopathie genannt) ist eine sogenannte Purin-Stoffwechselerkrankung, die schubweise verläuft. Durch eine verstärkte Bildung bzw. einen verminderten Abbau von Harnsäure entstehen Harnsäurekristalle, die sich an den Gelenken ablagern. Die Kristalle bilden sich manchmal auch in sogenannten Gichtknoten aus, die, wenn sie platzen, zu einem Anfall führen können. Gicht des Kniegelenks gehört neben dem Befall des Großzehengrundgelenks zu den häufigsten Gichtformen und kann unter Umständen das Gehvermögen stark beeinträchtigen und mit extremen Schmerzen einhergehen.

In der Akutphase ist das klinische Bild zusammen mit der Anamnese eindeutig; ein Blutbild mit Messung des Harnsäurespiegels erhärtet die Diagnose.

Die Therapie besteht in diätetischen und medikamentösen Maßnahmen. Nur selten müssen sog. „Gichttophi" arthroskopisch ausgespült werden.

Bei langjähriger Gichterkrankung und häufigen Anfällen mit Freisetzung von Harnsäurekristallen ins Kniegelenk droht ein Gelenkverschleiß („Gichtarthropathie").

Kniegelenkinfekte

Wie bereits auf Seite 18 erläutert, herrschen sogenannte exogene, also von außen eingebrachte Infektionen im Erwachsenenalter vor. Neben bakteriellen Verunreinigungen durch Punktionen und Injektionen können Operationen und Verletzungen Keime in das Kniegelenk einbringen. Da strenge Keimfreiheit (Asepsis) sowohl in der orthopädischen Fachpraxis als auch im OP oberstes Gebot ist, sind Infektionen in diesem Zusammenhang glücklicherweise sehr selten.

Sollte der Verdacht auf einen Infekt aufkommen, ist eine dezidierte Diagnostik unumgänglich. Neben der genauen Erhebung der Anamnese („Gab es in der letzten Zeit Injektionen oder Verletzungen?") muss das Kniegelenk punktiert und die Proben in einem Speziallabor auf Bakterien untersucht werden. Im Falle eines Bakteriennachweises ermöglicht eine Resistenzbestimmung die Auswahl eines geeigneten Antibiotikums.

Trotz allem ist es nicht möglich, durch diese Maßnahmen allein den Infekt zu beseitigen; zusätzlich muss das Gelenk rasch operativ arthroskopisch oder offen gesäubert werden, da die Entzündungsreaktion den Knorpel nachhaltig schädigen kann.

Tritt ein tiefer Kniegelenkinfekt an einer liegenden Kniegelenkprothese auf, muss möglichst rasch operiert werden. Dabei müssen die beweglichen Teile wie das Polyethylenlager ausgewechselt werden, anschließend wird das Kniegelenk sehr sorgfältig gereinigt. Trotz konsequenten Vorgehens ist sogar die Entfernung der Prothese erforderlich, da sich die Bakterien an die Implantatoberfläche anheften und durch einen „Biofilm" vor den Antibiotika schützen können.

2.3 Im Seniorenalter

Fehlstellungen der Beinachse

Ein sich oft über Jahre entwickelnder Verschleiß des inneren Gelenkabschnitts führt zunächst zu einer Auswalzung des Innenmeniskus und im weiteren Verlauf zu einem zunehmenden Knorpelverschleiß, sodass sich langsam ein O-Bein entwickelt.

Genauso verhält es sich beim X-Bein, das infolge einer außenseitigen Kniegelenksarthrose entsteht.

Sollte die Arthrose und damit der Leidensdruck noch moderat sein, greift die gesamte Palette der konservativen Maßnahmen (s. S. 45ff.), wie Einlagenversorgung mit Außenranderhöhung (bei der innenseitig betonten Arthrose), Hyaluronsäureinjektionen und krankengymnastische Behandlungen.

Ab dem 60. Lebensjahr sind achskorrigierende Umstellungsoperationen (s. S. 50f.) kritisch zu prüfen, da die Rate guter Ergebnisse ab dann messbar abnimmt.

Liegt bereits eine fortgeschrittene Arthrose von Teilen des Kniegelenks vor, ist zu prüfen, ob eine Knieprothetik notwendig ist. Es gibt zuverlässige operative Techniken, die Beinachse in gleicher operativer Sitzung zusammen mit dem Einbau der Endoprothese zu korrigieren.

Osteoporose, Insuffizienzfrakturen

Bei der Osteoporose handelt es sich um eine Kalksalzminderung des Knochens, die meist das gesamte Skelett betrifft. Mögliche Ursachen sind eine langjährige knochenschädigende Medikamenteneinahme (Kortison), rheumatische Erkrankungen, aber auch höheres Lebensalter oder Immobilität. Wenn die Architektur der Knochenbälkchen die Last nicht mehr tragen kann, kommt es zu sog. Insuffizienzfrakturen, die auch ohne eine größere Verletzung eintreten können. Betrifft dieser Vorgang die Gelenkflächen, passen diese nicht mehr optimal aufeinander, es entsteht eine Inkongruenz und schließlich eine Arthrose. Je nach Ausprägungsgrad und Leidensdruck kann eine Knieprothese notwendig werden. Bei stark geminderter Knochendichte, bestätigt durch eine Osteodensitometrie (= Knochendichte-

messung), müssen oft die Prothesenkomponenten zementiert verankert werden.

Immer muss die Behandlung der osteoporotischen Grunderkran-
kung mit erfolgen (Gabe von Bisphosphonaten etc.).

Kniegelenkverschleiß

(s.u. Kap. 2.4)

2.4 Symptomatik einer Kniegelenkarthrose und OP-Entscheidung

Ursachen der Arthrose

Früher ging man davon aus , dass die Arthrose als degenerative Erkrankung unvermeidlich mit dem Älterwerden und der damit verbundenen
Abnutzung der Gelenke durch die lebenslange Belastung verbunden
sei. Dagegen ist man heute überzeugt, dass die Arthrose einen Repa-
raturprozess als Antwort auf verschiedenste Gelenkschädigungen darstellt. Ist der schädigende Prozess einmal in Gang gesetzt, werden alle
Anteile des Gelenks im Sinne einer Anpassungsreaktion beteiligt. Dabei kann ein erhöhter reparativer Stoffwechsel zunächst noch mit den
destruktiven Prozessen Schritt halten, sodass ein kompensierter Zustand
vorliegt. Überwiegen jedoch die destruktiven Prozesse und können
diese nicht mehr durch die reparativen Maßnahmen des Körpers auf-
gefangen werden, ist das Gleichgewicht zwischen Belastung und Be-
lastbarkeit gestört und die Toleranzschwelle des Knorpels überschritten:
die Arthrose „dekompensiert".

Ziel vieler Therapieansätze ist es daher, einen dekompensierten
Zustand, der sich durch Schmerzen, Entzündung, Ergussbildung etc.
äußert, wieder in einen kompensierten Zustand zu überführen. Dies
geschieht durch die Ausschaltung von Risikofaktoren wie Bandinstabilität, relevante Beinachsfehlstellungen, gewisse Stoffwechselerkran-
kungen, Minderung der Knochendichte, Übergewicht sowie schädigende Noxen wie Rauchen. Nicht beeinflussbar sind Faktoren wie das
Geschlecht, erbliche und konstitutionelle Faktoren sowie Umweltein-

flüsse. Bezüglich der betriebenen Sportarten sollten „knieschonende" Tätigkeiten bevorzugt werden.

Entwicklung der Arthrose

Die Arthrose nimmt ihren Ausgang am Knorpel. Als Ergebnis der Knorpeldestruktion werden Abriebpartikel in den Gelenkraum abgegeben und führen zu einer Entzündungsreaktion der Gelenkschleimhaut (sog. „reaktive Synovialitis"). Im klinischen Ergebnis kommt es so zu Schwellung und Schmerzen sowie Erguss und Funktionseinschränkungen. Außerdem werden Stoffe freigesetzt, die ihrerseits den Knorpel schädigen, was einen Teufelskreis in Gang setzt. Der Knorpel verliert zunehmend seine energieabsorbierenden elastischen Eigenschaften. Durch Minderfunktion des so geschädigten Knorpels wird schließlich der darunterliegende Knochen in Mitleidenschaft gezogen, kann schließlich den Belastungen nicht mehr standhalten und geht zugrunde (Nekrose, Geröllzysten). Parallel entstehen an den Randzo-

Abb. 21: Fortgeschrittene Arthrose des Kniegelenks (Röntgenbild). Erhebliche Höhenminderung innenseitig durch den Knorpelverlust bei Arthrose. Es entsteht ein O-Bein.

© RZM (Radiologisches Zentrum München-Pasing)

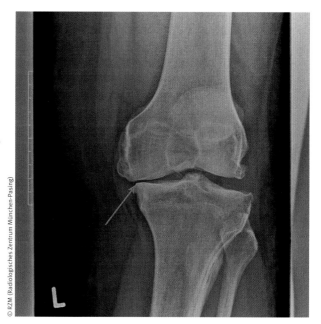

Tab. 2: Arthrose-Stadien (nach Kellgren & Lawrence).

Grad	Veränderungen
0	Keine
1	fragliche Verschmälerung des Gelenkspalts, mögliche Osteophyten
2	mögliche Verschmälerung des Gelenkspalts, definitive Osteophyten
3	definitive Verschmälerung des Gelenkspalts, multiple Osteophyten, Sklerose, mögliche Verformung Tibia und Femur
4	starke Verschmälerung des Gelenkspalts, ausgeprägte Osteophyten, ausgeprägte Sklerose, definitive Verformung Tibia und Femur

nen der Gelenkflächen kleine Knochenanbauten (Osteophyten), die man als Ausdruck einer verzweifelten Maßnahme des Körpers werten kann, durch eine Vergrößerung der Gelenkfläche den Druck zu reduzieren (**Abb. 21**). Nehmen dann die gelenkumbildenden Prozesse weiter zu, wird die Beweglichkeit zunehmend eingeschränkt, und es stellt sich eine verminderte Muskelkapazität des wichtigen Kniestreckmuskels ein (Quadrizepsschwäche). Die verschiedenen Schweregrade der Arthrose (Stadien) sind in **Tabelle 2** dargestellt.

Wann ist die Implantation einer Knieprothese nötig?

Folgende Kriterien fließen in die Entscheidung zur Prothesenimplantation ein:

>> klinische Symptome wie Schmerzen, Gelenksteife und Gehstrecke
>> medizinische Befunde wie Gelenkstabilität, Beweglichkeit
>> bildgebende Befunde wie Röntgen oder Kernspintomografie
>> biografische Daten wie Lebensalter des Patienten, Allgemeinzustand, Aktivitätslevel und die allgemeine Lebens- und Arbeitssituation

Abb. 22: Entscheidung zur Implantation einer Knieprothese.

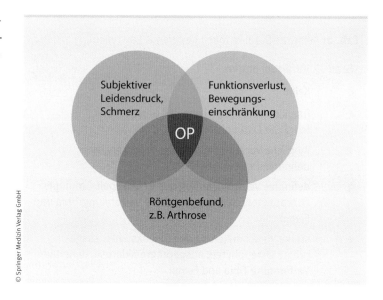

© Springer Medizin Verlag GmbH

Darüber hinaus ist zu berücksichtigen, dass die individuelle Schmerztoleranz und der funktionelle Anspruch bei den einzelnen Patienten sehr unterschiedlich sind.

Mit wenigen Ausnahmen handelt es sich bei der Knieprothesenimplantation um einen sog. „elektiven" Eingriff (nicht notfallmäßig, Zeitpunkt kann gewählt werden), sodass der Patient natürlich eng in die Entscheidung eingebunden werden muss und die Erwartungshaltung realistisch sein sollte. Alle wesentlichen möglichen Komplikationen sollten angesprochen und diskutiert werden.

Als sehr hilfreich in der täglichen Praxis hat sich das folgende Diagramm etabliert, das eine klare Schnittmenge der Entscheidung zur OP liefert (**Abb. 22**). Erst wenn Leidensdruck des Patienten, Röntgenbefund und Schmerzniveau sich in der Schnittmenge treffen, ist die Entscheidung seriös und tragfähig.

2.5 Die Besonderheit der Kniescheibe

Das Femoropatellar-Gelenk, also das Gelenk zwischen Kniescheibenrückfläche und Oberschenkelrolle, stellt unter den großen Körpergelenken eine Besonderheit dar. Die Kniescheibe dient der Kraftübertragung des kräftigen Oberschenkelstreckmuskels auf den Unterschenkel. Sie ist als sog. „Sesambein" in die Sehne dieses Muskels eingebettet und vor allem bei Beugebelastung erheblichen Drücken ausgesetzt: Bis zu 300 kg Gewicht muss hierbei aufgenommen werden, was auch für den Knorpel eine enorme Belastung darstellt. Überbelastung, anlagebedingte Fehlformen der Kniescheibe und Verletzungen, wie z.B. eine Luxation (Verrenkung), bestimmen die Krankheitsbilder.

Um die Phase der Pubertät klagen bereits einige Jugendliche über vordere Knieschmerzen, die insbesondere beim Treppensteigen und bei (sportlicher) Beugebelastung, aber auch ohne erkennbaren Anlass auftreten. Alltagssprachlich werden sie oft als „Wachstumsschmerzen" bezeichnet, die es eigentlich aber gar nicht gibt. Die Schmerzen lassen sich bei der Untersuchung auf den Knorpelüberzug beziehen, und die weiteren Untersuchungen zeigen eine Entzündung der Kniescheibenrückfläche. Kernspintomografisch kann dann oft eine sog. „Chondromalazie" (Knorpelerweichung) diagnostiziert werden. Oberflächliche Knorpelerweichungen können konservativ mit Schonung, Bandagen und ggf. medikamentös behandelt werden. Sobald jedoch im Kern-

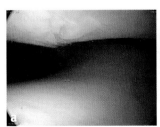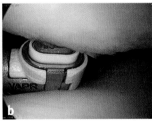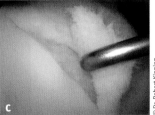

© Dr. Robert Kipping

Abb. 23: Knorpeldefekt am Kniescheibengleitlager (Arthroskopie).
a: Mäßig ausgeprägter Knorpeldefekt (vor OP).
b: Nach Knorpelversiegelung mittels Thermosonde.
c: Weit fortgeschrittener Knorpeldefekt. Der Tasthaken hebt einen lappenförmigen Knorpelaufbruch ab; darunter erkennt man bereits den freiliegenden Knochen.

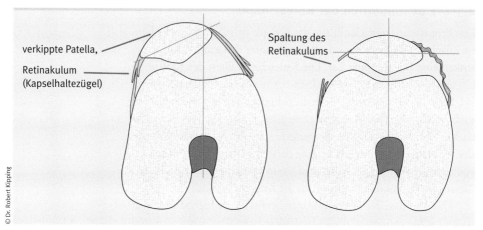

verkippte Patella,

Retinakulum
(Kapselhaltezügel)

Spaltung des
Retinakulums

© Dr. Robert Kipping

Abb. 24: „Lateral Release".

spintomogramm tiefe Knorpelaufbrüche oder gar Knorpelablösungen zu sehen sind, sollten diese arthroskopisch behandelt werden (**Abb. 23**).

Wenn der Anpressdruck der Kniescheibe im Gleitlager zu hoch erscheint, kann zusätzlich ein sog. „Lateral Release"(„seitliche Entlastung") erfolgen (**Abb. 24**).

Abb. 25: Patellaluxation (MRT). Deutlich erkennbar ist die seitliche Verkippung der Kniescheibe. Weiß dargestellt ist der Kniegelenkerguss, der nach der Verrenkung eintritt

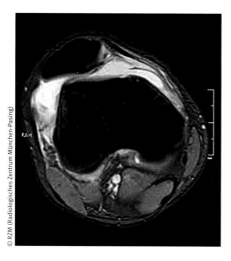

© RZM (Radiologisches Zentrum München-Pasing)

Bei einer Luxation (Verrenkung, **Abb. 25**) oder Subluxation („Beinahe"-Verrenkung) der Kniescheibe verlagert sich die Kniescheibe nach außen, Ursache ist fast immer ein anlagebedingt relativ flaches Gleitlager der Kniescheibe. Oft ist eine Spontanreposition durch Streckung des Beines möglich. Geschieht dieser Luxationsvorgang häufiger, wird die Luxation „gebahnt", und schließlich ereignet sie sich bei Bagatellbewegungen, wie z.B. bei Körperdrehungen mit fixiertem Bein. Dann ist eine Rekonstruktion der überdehnten Bandstrukturen, die die Kniescheibe im Lager halten, erforderlich. Dabei werden zunehmend Kapselsehnenplastiken mit Zentrierung der Laufrichtung der Kniescheibe

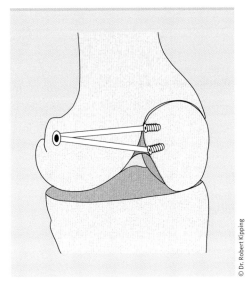

Abb. 26: MPFL-Plastik (Skizze). Rot eingezeichnet ist die Bandplastik zur Zügelung der Kniescheibe.

© Dr. Robert Kipping

eingesetzt (MPFL-Plastik, **Abb. 26**).

Reicht dies nicht aus, muss an knöcherne Maßnahmen gedacht werden. So kann durch eine Versetzung des Bandansatzes des Kniescheibenbandes die Laufrichtung der Kniescheibe wieder zentriert werden (**Abb. 27**).

Aber auch nach korrekter Versorgung eines arthrotisch verschlissenen Kniegelenks mit einer Endoprothese kann ein Kniescheibenproblem mit Schmerzen verbleiben. Bei einer Prothesenimplantation gehen die Meinungen auseinander, ob immer sofort auch die Rückfläche der Kniescheibe mit einem Implantat versorgt werden soll oder nicht. Beides birgt Vor- und Nachteile: Wird die Kniescheibenrückfläche sofort mitversorgt, sind entsprechende Schmerzen dort seltener, aber es können später Patellanekrosen, Frakturen und frühzeitige Implantatauslockerungen resultieren. Wird sie nicht versorgt, berichten etwa 10% der Patienten über Probleme, die sich auf die Kniescheibe beziehen lassen. Allerdings verschwinden diese oft im Laufe des ersten Jahres nach der OP wieder. Sollte dies nicht der Fall sein, ist natürlich auch eine nachträgliche Implantatversorgung der Kniescheibenrück-

Abb. 27: OP nach
Roux oder Elmslie-
Trillat (Skizze).

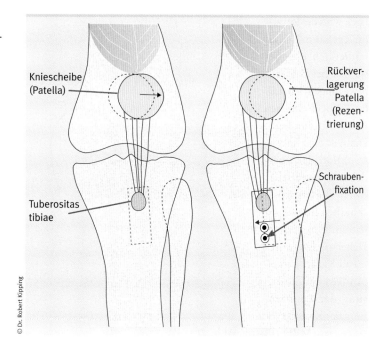

Kniescheibe
(Patella)

Rückver-
lagerung
Patella
(Rezen-
trierung)

Schrauben-
fixation

Tuberositas
tibiae

© Dr. Robert Kipping

fläche möglich. Eine vollständige Beschwerdefreiheit tritt allerdings erfahrungsgemäß dann nur in etwa der Hälfte der Fälle ein.

3 An wen wende ich mich mit meinen Kniebeschwerden und welche Untersuchungen sind dann sinnvoll?

3.1 Anlaufstelle Orthopäde

Die erste und beste Adresse zur Besprechung Ihrer Kniebeschwerden sollte der niedergelassene Orthopäde sein. Auch einige Kliniken, die entsprechend apparativ und personell ausgestattet sind, bieten spezielle Sprechstunden an. Eine Vorstellung in der medizinischen Nothilfe der Krankenhäuser ist jedoch meist nicht der richtige Weg, Notfälle natürlich ausgenommen.

Zunächst erfolgt die körperliche Untersuchung und die Abgrenzung anderer, in das Kniegelenk ausstrahlender Erkrankungen durch die Untersuchung der Hüfte und der Wirbelsäule. Bandscheibenvorfälle in der oberen Lendenwirbelsäule können sich zunächst als Kniebeschwerden manifestieren. Auch eine Arthrose des Hüftgelenks kann anfangs von dem Betroffenen als Knieschmerz empfunden werden.

Nach der körperlichen Untersuchung, die Bewegungsdefizite, Kraftminderungen usw. aufgedeckt hat, ist in der Regel eine Röntgenuntersuchung sinnvoll.

Zur noch genaueren Darstellung der Knieweichteile kommt ergänzend und für spezielle Fragestellungen die Kernspintomografie in Betracht. Damit lassen sich sehr genau Strukturen wie der Knorpel, die Menisken und die Bänder darstellen. Außerdem kann eine Aussage zur Knochendurchblutung getroffen werden (s. Morbus Ahlbäck/Knochenmarködeme). Ihr Orthopäde wird bei Bedarf diese Untersuchung veranlassen, die dann üblicherweise beim Radiologen durchgeführt wird. Es ist dringend davon abzuraten, sofort auf eigene Faust oder nach einer lapidaren Hausarztüberweisung eine Kernspintomografie durchführen zu lassen, da die genaue medizinische Fragestellung für die Anfertigung des Kernspintomogramms sehr wichtig ist, denn es gibt hier sehr viele verschiedene Untersuchungssequenzen, die auf die Verdachtsdiagnosen zugeschnitten sein müssen.

3.2 Information über das Internet und Printmedien

Als erste Anlaufstelle ist die Internetrecherche sicherlich nicht geeignet, denn hier droht schnell Desinformation. Zur Vertiefung des Arztgespräches, eventueller Spezialbegriffe und der therapeutischen Optionen kann das Internet jedoch hilfreich sein. Mittlerweile bieten spezialisierte Kliniken und Behandlungszentren einen guten Überblick über ihr Behandlungsrepertoire. Auch viele Implantatehersteller bieten interessierten Patienten weiterführende Informationen zu ihren Produkten. Insgesamt ist es erfreulich, dass der Informationsfluss sehr viel transparenter geworden ist.

Printmedien liegen hin und wieder in Arztpraxen oder den Wartebereichen der Kliniken aus und haben oft pseudoredaktionellen Charakter. Häufig wird ein bestimmter Arzt (nämlich der, der die Anzeige bezahlt hat) und/oder eine Prozedur beworben, ohne einen kritischen Überblick zu gewährleisten.

Ist allerdings der Behandlungspfad besprochen und festgelegt, können OP-Beschreibungen, z. B. der Implantatehersteller, sehr hilfreich sein.

3.3 Empfehlung durch Freunde und Bekannte

Dieser Weg ist sicherlich der am häufigsten eingeschlagene. Man fragt sich im persönlichen Umfeld durch und wird sicherlich rasch jemanden finden, der ähnliche medizinische Probleme hatte oder einen Arzt kennt, der hierbei bereits hilfreich tätig war. Natürlich kann ein Laie die Behandlungsqualität nicht umfassend beurteilen, aber ein zufriedener Patient darf durchaus seinen Arzt des Vertrauens empfehlen. Persönliche Erfahrungen mit einer medizinischen Therapie sind nicht zu unterschätzen. Schmerz und Zuwendung werden allerdings sehr subjektiv erlebt, sodass Empathie eine sehr große Rolle bei der Wahl des geeigneten Arztes spielt.

4 Welche Behandlungsmöglichkeiten gibt es?

4.1 „Gelenkerhaltende" Maßnahmen

Medikamentöse Therapien, Injektionsbehandlungen

Schäden und Fehlfunktionen eines Kniegelenks gehen fast immer mit entzündlichen Veränderungen der Gelenkkapsel und -schleimhaut einher. Diese Gelenkschleimhaut produziert auch die Gelenkflüssigkeit, die im Falle eines Schadens deutlich gesteigert gebildet wird und so zu einem Kniegelenkerguss führt. Die Verdickung der entzündeten Gelenkschleimhaut wird vom Betroffenen als Schwellung registriert.

Alle medikamentösen Therapieansätze beruhen auf dem Prinzip einer Unterdrückung dieser Entzündungsreaktion. In Tablettenform können so Medikamente wie Diclofenac (Handelsname Voltaren®), Ibuprofen o.ä. schnell helfen, wirken aber nur gegen die Beschwerden und beseitigen nicht die Ursachen.

Vor der längerfristigen Einnahme solcher Präparate ist zu warnen, da sie ihre Nebenwirkungen am Magen-Darm-Trakt und noch viel gefährlicher an den Nieren entfalten.

Eine Gabe von Kortison ins Kniegelenk ist ebenfalls möglich. Der Vorteil dieser Maßnahme ist, dass die Wirkung des Kortisons im Wesentlichen auf die betroffene Körperregion begrenzt bleibt und außerdem ein zusätzlich vorhandener schmerzhafter Erguss bei dieser Gelegenheit mit abgesaugt werden kann. Diese Vorgehensweise muss allerdings streng steril ablaufen, da sonst die unmittelbare Gefahr einer Infektion besteht.

Wenn noch keine operationspflichtige Kniearthrose vorliegt (ideal im Stadium 2 bis maximal 3, s. Kap. 2.4.) können sehr erfolgreich sog. Hyaluronsäure-Injektionen ins Kniegelenk verabreicht werden (**Abb. 28**). Dieses Medikament bewirkt, dass die Gelenkflüssigkeit ihre Funktion als Gelenkschmiere besser ausüben kann. Zusätzlich hat Hyaluronsäure eine entzündungshemmende Wirkung und blockiert dadurch Enzyme, die zur Knorpelzerstörung beitragen. Es handelt sich dabei um die einzig bekannte Stoffgruppe, die tatsächlich den Knorpel stabilisieren kann. Präparate wie Suplasyn® stehen zur Verfügung. Auch

Abb. 28: Korrekte Knieinjektion. Die Einspritzung erfolgt schmerzarm von außen/oben in den Gelenkraum. Wichtig ist das konsequente sterile Vorgehen.

© Dr. Robert Kipping

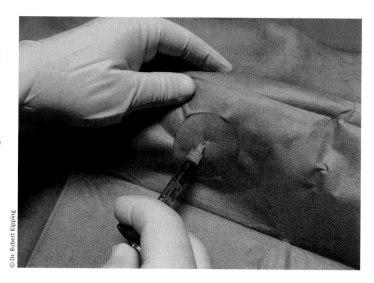

eine Kombination mit Kortison zur noch rascheren Entzündungshemmung ist anfänglich sinnvoll. Die Verträglichkeit ist sehr gut, die Erfolge sind es ebenfalls. Da das Präparat aber wieder vom Stoffwechsel abgebaut wird, ist eine Wiederholung der Injektionsserie (empfohlen werden 5 Spritzen ungefähr im Wochenabstand) in einem halben bis einem Jahr notwendig.

Leider werden zahlreiche oral einzunehmende Präparate mit marktschreierischen Versprechungen einer wundersamen Wirkung auf das Gelenk und speziell den Knorpel angeboten. Diese z.T. teuren Präparate werden jedoch regelmäßig durch die Verdauungssäfte zerstört, und das Versprechen, dass sie schließlich nach Aufnahme in die Blutbahn ins Kniegelenk gelangen und dort ihre Wirkung entfalten, ist utopisch.

Entlastende Einlagen, Bandagen, Orthesen,

Eine Domäne der konservativen Knorpel- und Arthrosetherapie ist sicherlich die Schuheinlagenversorgung. Gerade bei beginnenden Achsfehlstellungen aufgrund eines Verlustes von Knorpelsubstanz kann vor allem beim leichten O-Bein eine Einlage mit einer Außenranderhöhung

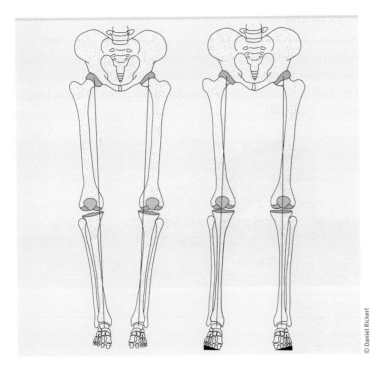

Abb. 29: Prinzip der Einlagenversorgung: Veränderung der Tragachse durch Außenranderhöhung (Skizze).

© Daniel Rickert

von 2–3 mm die Belastungstragachse des Kniegelenks positiv beeinflussen und Schmerzen nehmen (**Abb. 29**). Vor allem beim Sport (hier werden dann entsprechende Sporteinlagen gefertigt) können so die enormen Drücke abgemildert werden. Daneben sind Fersenposter zur Stoßabsorption sinnvoll und können mit den erhöhten Einlagen kombiniert werden. Auf Wunsch können diese Maßnahmen auch direkt im Schuh angepasst werden.

Wenn eine Bandinstabilität die Ursache der Kniebeschwerden ist, kann eine Bandage oder Orthese mit entsprechend eingebauten Stabilisatoren diese Funktion kompensieren (s. Abb. 7). Es besteht allerdings die Gefahr eines schonungsbedingten Abbaus der knieumgreifenden Muskulatur, was wiederum die Instabilität fördert. Bandagen sollten daher nur für besondere Belastungsspitzen und für den Sport bzw. zur Ausheilung einer Bandverletzung zeitlich begrenzt getragen werden.

Physiotherapie

Nur ein muskulär gut geführtes Kniegelenk leistet gute Arbeit und schmerzt nicht. Es ist in gewissem Umfang möglich, eine Instabilität des Kniegelenks durch eine gut trainierte Muskulatur zu kompensieren. Dies betrifft vor allem das Training des Kniestreckers, des Quadrizepsmuskels (**Abb. 30**).

Abb. 30: Physiotherapeutisches Training des Quadrizepsmuskels.

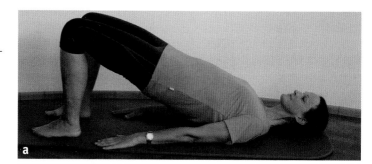
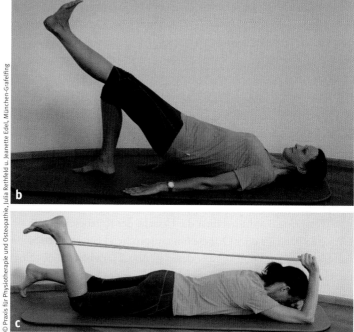
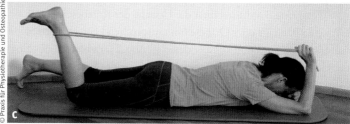

© Praxis für Physiotherapie und Osteopathie, Julia Rethfeld u. Jeanette Edel, München-Grafelfing

Kniegelenkspiegelung (Arthroskopie)

Der Außen- sowie der Innenmeniskus liegen als knorpelige, sichelförmige Scheiben zwischen Oberschenkelrolle und Schienbeinplateau. Ihre Aufgabe ist die Verbesserung der Kraftübertragung durch das Angleichen der Gelenkflächen (Kongruenzverbesserung) in unterschiedlichen Positionen. So können diese Knorpelscheiben eine Punktbelastung in eine für den Knorpelüberzug viel unschädlichere Flächenbelastung überführen.

In den 1970er und 1980iger Jahren wurde der Meniskus im Falle eines Risses noch radikal vollständig entfernt. Dies führte schnell zu Knorpelschäden und zur Arthroseentwicklung durch die resultierende Punktbelastung im Defektbereich. Daher versucht man heute alles, um so viel Meniskus wie möglich zu erhalten. Eine Selbstheilung des Meniskus ist aufgrund seiner nur im Randbereich stattfindenden Durchblutung im Erwachsenenalter nicht möglich. Somit ist bei Beschwerden eine sparsame arthroskopische Sanierung notwendig (**Abb. 31**). Meniskusnähte können bei bestimmten Arten der Rissbildung in Abhängigkeit vom Alter des Patienten durchgeführt werden. Auch der Meniskusersatz (künstlicher Meniskus) gewinnt an Bedeutung. Dennoch ist oft eine Teilentfernung notwendig.

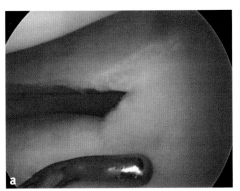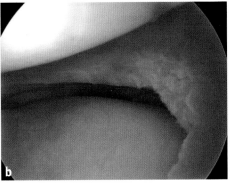

© Dr. Robert Kipping

Abb. 31: Arthroskopischer Eingriff bei einem Riss des Außenmeniskus.
a: Der Tasthaken zieht den Riss des Außenmeniskus zur Verdeutlichung auseinander.
b: Der Defekt wurde mit dem Mikroinstrumentarium ausgeschnitten.

Gelenkerhaltende offene chirurgische Maßnahmen, Beinachsumstellungen

Die Korrektur von relevanten Beinachsfehlstellungen in Form einer O- oder X-Bein-Abweichung muss im Rahmen eines offenen operativen Eingriffs vorgenommen werden. Ganz wesentlich ist zunächst die genaue Analyse der Fehlstellung und Planung der Korrekturmöglichkeiten an einem Ganzbeinröntgenbild im Stehen (**Abb. 32a**).

Abb. 32:

a: Röntgenbild vor der OP bei starkem O-Bein.

b: Röntgenbild nach der OP. Nach der Achskorrektur wurde der Knochen stabil mit einer Platte verschraubt.

c: Grafische Darstellung der Knochenkeilentnahme und Achskorrektur mit Verschraubung. Die Tragachse (rot) ist nun wieder zentriert.

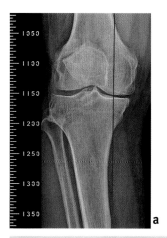
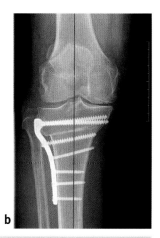

a   b

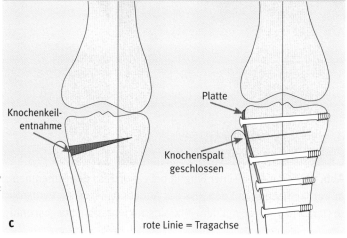

Knochenkeil-entnahme

Platte

Knochenspalt geschlossen

c   rote Linie = Tragachse

© Dr. Robert Kipping

Der Ort der Fehlstellung entspricht dem Ort der Korrektur. Liegt die Ursache eines X-Beins also z.b. in einer Fehlstellung des kniegelenknahen Oberschenkels, wird auch dort korrigiert. In den allermeisten Fällen liegt jedoch ein O-Bein vor, und die Korrektur erfolgt knapp unterhalb des Schienbeinkopfes. Es hat sich heute die Verschraubung mit sog. winkelstabilen Plattensystemen durchgesetzt, die einen Korrekturverlust weitgehend vermeiden können und eine stabile Fixation ermöglichen (**Abb. 32b**). So ist eine rasche Übungsbehandlung ohne Gipsruhigstellung mit rascher Knochenheilung möglich. Bei guter Knochenqualität zeigt das Röntgenbild bereits 6 Wochen nach der OP eine beginnende knöcherne Heilung, sodass die Belastung bis zum Maximum gesteigert werden kann. Wenn die Platte stört, wird sie nach etwa einem Jahr wieder entfernt. Dies kann ambulant oder kurzstationär erfolgen.

Seltener kommen zur Harmonisicrung dcr Gclenkmechanik offene Arthoplastiken mit Knochenglättungen infrage; diese Techniken wurden weitgehend von der Arthroskopie verdrängt.

Die offene oder arthroskopische Synovektomie, also die Entfernung der Gelenkschleimhaut, ist eine Domäne der operativen Rheumatologie. Der Gelenkschleimhautentzündung liegt eine autoaggressive Immunerkrankung zugrunde. Unbehandelt führt diese unweigerlich zu einer zunehmenden Gelenkzerstörung. Man unterscheidet die Früh- von der Spätsynovektomie, entsprechend dem Stadium der rheumatischen Erkrankung.

4.2 Operative „gelenkersetzende" Therapien (Endoprothetik)

Historie der Knieprothetik

Bereits Ende des 19.Jahrhunderts gab es Versuche, zerstörte Kniegelenke durch eine Kniegelenkprothese (endoprothetisch) zu versorgen. Den ersten bahnbrechenden Versuch machte Themistocles Gluck im Jahr 1890. Seine Knieprothese war aus Elfenbein gefertigt und als Scharnierprothese ausgelegt. Befestigt wurde die Prothese mit einer Mischung aus Kolophonium und Gips. Der Erfolg war niederschmetternd; der unzureichenden Hygiene wegen versagten alle Prothesen und mussten nach kurzer Zeit wieder entfernt werden.

Durch die Erfolge der Hüftprothetik wurde die Entwicklung von Knieprothesen schließlich wiederbelebt, war aber zunächst weiterhin durch mechanische Probleme und frühzeitige Lockerung gekennzeichnet.

Erst durch die bahnbrechenden Erkenntnisse eines weiteren Pioniers der Endoprothetik, Sir John Charnley, der den bis heute prinzipiell verwendeten Knochenzement erfand und als Prothesenmaterial Polyethylen und Metall einsetzte, wurden die Ergebnisse besser. Einen großen Aufschwung erlebte die Knieprothetik etwa um 1980 durch die Entwicklung der Oberflächenprothetik, die erstmals 10-Jahres-Standzeiten von über 90% ermöglichte.

Moderne Knieprothetik

Grundsätzlich besteht eine Kniegelenkprothese aus einem Oberschenkelteil (z.B. „Schlitten" genannt, da er von der Seite betrachtet wie eine Schlittenkufe aussieht), einem Unterschenkelteil („Plateau" genannt) und dem dazwischen liegenden Lager („Inlay") (s. Abbildungen S. 54f.).

Die Entwicklung (beweglicher) Protheseninlays stellt den bislang letzten Evolutionssprung dar. Diese rotierenden Plattformen, die sich an der physiologischen Beweglichkeit der Menisken orientieren, können Druckspitzen und Torsionskräfte abfangen und ermöglichen gleichzeitig eine natürliche Bewegung. Auch wurde der gefürchtete Polyethylenabrieb, der zu einer frühzeitiger Lockerung führte, beseitigt. Mit solchen Implantaten werden nun 15-Jahres-Standzeiten von über 97% erreicht.

Einen weiteren wesentlichen Fortschritt brachte die Entwicklung der Modularität der einzelnen Prothesenkomponenten. Sie ermöglicht zum einen eine mannigfaltige Kombination und damit Anpassung an die individuelle Anatomie des Patienten, zum anderen im Falle einer Lockerung oder größerer Knochendefekte eine „baukastenartige" Erweiterung.

Durch die Anwendung der infrarotgestützen Kamera-Navigation wurde die Genauigkeit der Prothesenpositionierung verbessert.

Schließlich wurden auch die chirurgischen Techniken weiterentwickelt, hin zu gewebeschonenderen, weniger invasiven Zugängen, die die Ergebnisse weiter verbessern und die anschließende Rehabilitationsphase abkürzen sollten.

Je nach Modell und Knochenqualität werden die Prothesenkomponenten zementiert, zementfrei oder in Hybridtechnik (teilzementiert) eingebaut.

Die Implantation eines künstlichen Kniegelenks gehört heutzutage zu den oft ausgeführten Standardoperationen. In Deutschland werden zurzeit etwa 180.000 Knieimplantationen im Jahr vorgenommen. Weltweit werden über 1 Million Knieprothesen/Jahr (hauptsächlich in den Industrienationen) implantiert.

Prothesentypen

Man unterscheidet
>> einseitige Schlittenprothesen (Monoschlitten),
>> Doppelschlittenprothesen,
>> achsgeführte Prothesen und schließlich
>> Revisionsprothesen, die je nach Zerstörungsgrad und -lokalisation sowie Band- und Weichteilverhältnissen ausgewählt werden.

Für die Knieprothese selbst verwendet man hauptsächlich Titanlegierungen, seltener Kobalt-Chrom-Molybdän-Material. Das Gleitlager besteht heute aus ultrahochvernetztem Polyethylen, das eine sehr geringe Reibungsfähigkeit aufweist („low contact system = LCS) und damit einen idealen Artikulationspartner dar stellt.

Die Art der Befestigung der Prothesenkomponenten wurde in der Vergangenheit oft kontrovers diskutiert. Während einseitige Schlittenprothesen zementiert eingebracht werden sollten, setzt sich bei den Doppelschlittenprothesen die sog. „Hybridtechnik" durch. Hierbei wird das Schienbeinkopfplateau mit einer dünnen Zementschicht fixiert, um zusätzlich die Scherkräfte aufzufangen, während der Oberschenkelschlitten zementfrei verpresst wird.

Teilgekoppelte und vor allem gekoppelte Prothesentypen werden wieder überwiegend zementfixiert.

Abb. 33: Einseitige Schlittenprothese (Röntgenbilder kurz nach OP).
a: Ansicht von vorne.
b: Seitliche Ansicht. Man erkennt die Wundklammern zum Hautverschluss, die etwa 2 Wochen nach dem Eingriff entfernt werden.

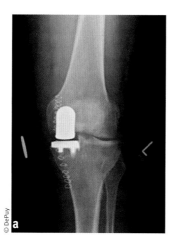
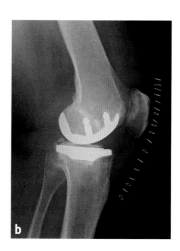

Einseitige Schlittenprothesen

Hierbei wird nur entweder der innere oder der äußere Gelenkabschnitt ersetzt (**Abb. 33**). Daher kommt dieser Prothesentyp nur infrage, wenn lediglich ein Gelenkabschnitt arthrotisch verschlissen ist. Eine Veränderung oder Korrektur eines O- oder X-Beins muss vermieden werden. Die Komponenten werden ganz überwiegend zementfixiert. Allerdings wurden häufiger Kniescheibenprobleme beobachtet, und die Standzeit der Monoschlitten- erreicht nicht diejenige der Doppelschlittenprothesen.

Doppelschlittenprothesen (Oberflächenersatzprothesen)

Wie bei den einseitigen Schlittenprothesen ersetzt eine Doppelschlittenprothese lediglich die Gelenkflächen, während die Gelenkführung durch den Kapsel-Band-Apparat erfolgt (**Abb. 34, Abb. 35**). Aufgrund der Neuorientierung der artikulierenden Gelenkflächen ist es bei diesem Prothesentyp möglich, bei der OP zusätzlich Achsausgleichsmaßnahmen zur Erzielung einer geraden Beinachse durchzuführen.

Teilgekoppelte („semiconstrained") Knieprothesen

Bei diesem Prothesentyp weist das Polyethyleninlay einen speziellen Zapfen auf, der sich an den Wänden eines Schachts im Oberschenkel-

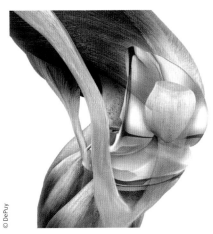

© DePuy

Abb. 34: Doppelschlittenprothese (Zeichnung).

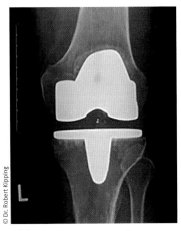

© Dr. Robert Kipping

Abb. 35: Low Contact System (LCS)-Prothese (Röntgenbild).

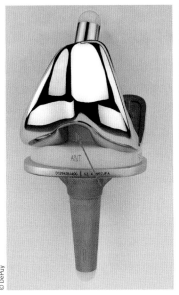

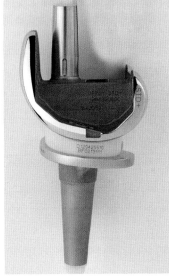

© DePuy

Abb. 36: Teilgekoppelte Prothese.
a: Der Pfeil weist auf das Polyethylenlager mit dem Zapfen nach oben zur „Teilkoppelung" (Ansicht von vorne).
b: Ansicht von der Seite.

implantat abstützt und so in gewisser Weise eine Seitenbandstabilität erzeugt (semiconstrained = teilgekoppelt) (**Abb. 36**). Daher wird diese Art der Prothese heute hauptsächlich bei Revisionsoperationen eingesetzt, wenn die Seitenbänder keinen ausreichenden Halt mehr geben können.

Gekoppelte Knieprothesen („constrained")

Wird eine Prothese erstmals eingesetzt, kommen diese Prothesentypen nur selten infrage. Hauptsächlich werden sie bei Wechseloperationen implantiert, wenn ausgedehnte Knochendefekte vorliegen und/oder der Bandapparat nicht mehr stabil ist (**Abb. 37**).

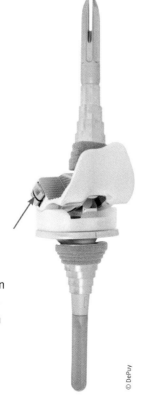

Abb. 37: Gekoppelte Prothese. Der Pfeil weist auf die Achse mit dem Koppelungsmechanismus. Im Unterschied zu den reinen Oberflächenprothesen sind bei diesem Modell der obere und untere Teil der Prothese miteinander verbunden.

© DePuy

5 Wie wählt man den geeigneten Operateur aus?

Grundsätzlich gilt: Führt eine Klinik eine bestimme Behandlung und ein Operateur eine bestimmte Operation häufig aus, sichert dies mit höherer Wahrscheinlichkeit ein gutes Ergebnis. Die persönliche Routine und Erfahrung eines Operateurs ist sehr wichtig.

Sie brauchen daher einen Arzt, der sich langjährig mit dem Kniegelenk beschäftigt hat, daneben aber den gesamten Bewegungsapparat überblickt und auch Krankheitsbilder aus benachbarten Fachgebieten abgrenzen kann. Die Politik hat aus diesem Grunde Mindestfallzahlen in einigen Bereichen eingeführt. Auch geben spezielle Zertifizierungen (z.B. Endoprothesenzentrum der Maximalversorgung) Auskunft über bestandene Qualitätsaudits der Ärzte und Kliniken. Trauen Sie sich durchaus, den potentiellen Operateur direkt zu fragen, wie viel Erfahrung er speziell in Ihrem Fall hat!

Aber nicht nur der Arzt als Operateur ist entscheidend; das gesamte Team einschließlich der Anästhesieabteilung, das gut aufeinander abgestimmt ist und über eine große Routine verfügt, garantiert ein gutes Ergebnis. Schließlich sollte auch die Infrastruktur des Krankenhauses alles Notwendige bieten, wie z.B. modern ausgestattete postoperative Überwachungseinheiten (**I**nter**M**ediate **C**are, IMC).

Bei der Auswahl der Klinik können Patientenforen und Klinikbewertungsportale im Internet informativ sein; die Bewertungen sind jedoch subjektiv und keinesfalls repräsentativ. Die wohl verlässlichsten Informationen bieten die von den Kliniken veröffentlichten Qualitätsberichte.

WebTipp

Hilfe bei der Kliniksuche erhalten Sie z. B. unter
www.tk.de/tk/klinikfuehrer/114928 oder **www.weisse-liste.de.**

6 Was muss ich rund um eine Kniegelenkoperation beachten?

6.1 Wie bereite ich mich zuhause auf die Operation vor?

Nachdem die Diagnose steht, die passende Klinik festgelegt wurde und die OP-Einwilligung und Risikoaufklärung durch den Operateur erfolgt ist, empfiehlt es sich, nach einer „Checkliste" vorzugehen:

>> Habe ich meinen Medikamentenplan beachtet?

>> Wenn ich gerinnungshemmende Medikamente wie Plavix®, Marcumar, Xarelto®, Pradaxa® oder Eliquis® einnehme, muss ich diese nach Rücksprache mit dem Arzt vor der OP absetzen und z.B. auf ein Heparinpräparat umstellen („Bridging"). Auch ASS (Aspirin®) in höheren Dosen > 100 mg/Tag ist wegen der erhöhten Blutungsgefahr nach Rücksprache abzusetzen. Bestimmte Medikamente wie Immunsuppressiva im Rahmen einer Chemotherapie oder zur Behandlung einer rheumatischen Erkrankung müssen ebenfalls nach Rücksprache mit dem Arzt pausiert werden, da sonst eine höhere Infektionsgefahr droht.

>> Sind bei mir Allergien bekannt? Habe ich den Allergiepass dabei?

>> Habe ich eine ausreichende Menge der regelmäßig benötigten Medikamente für den Klinik- und Reha-Aufenthalt vorrätig? Selbst gut ausgestattete Kliniken können nicht alle Medikamente vorhalten.

>> Sind meine vorbestehenden, evtl. vorhandenen Begleiterkrankungen unter Kontrolle? Ist mein Blutdruck oder mein Diabetes gut eingestellt? Sind im OP-Bereich auffällige Hautveränderungen (Akne, Pickel etc.) erfolgreich behandelt worden? Wenn ich z. B. unter einer Schuppenflechte in der Nähe des OP-Bereiches leide: Sind diese Hautpartien in einem bestmöglichen Zustand? Kann ich ggf. nach Absprache mit meinem Hautarzt (Dermatologen) noch eine Verbesserung erreichen?

>> Habe ich bei Unklarheiten, die ggf. die Durchführung meiner Operation verhindern, rechtzeitig Kontakt mit meinem Hausarzt, dem Operateur und ggf. der Anästhesieabteilung aufgenommen?

>> Habe ich unmittelbar vor Aufnahme in die Klinik eine ausgiebige Körperhygiene durchgeführt? Über die Apotheken sind spezielle Waschsets erhältlich, die eine Keimreduktion vor dem Eingriff ermöglichen.

>> Habe ich geeignete Wäsche und Bekleidung für das Krankenhaus bereitgelegt? Wenn ich sofort anschließend an den Klinikaufenthalt in die Reha-Klinik gehe: Habe ich auch dafür einen entsprechenden Koffer/eine Tasche gepackt?

>> Wenn der Aufenthalt in Klinik und Reha absehbar ist: Habe ich nach meiner Rückkehr die häuslichen Verhältnisse an meine noch eingeschränkten Fähigkeiten angepasst? Habe ich ggf. Hilfe von Freunden oder Verwandten? Sollte dies nicht möglich sein: Habe ich Kontakt zu meiner Krankenkasse aufgenommen, um im Bedarfsfall eine häusliche Pflege zu bekommen? Ist mit meinem Arbeitgeber die Rückkehr an den Arbeitsplatz besprochen? Ist ggf. eine stufenweise Wiedereingliederung sinnvoll? Habe ich bereits mit einer Physiotherapie-Praxis Kontakt aufgenommen, um dann bald ausreichende Termine zur weiteren Behandlung zu bekommen?

>> Bin ich infektfrei? Gerade bei geplanten Eingriffen ist es wichtig, nicht geschwächt durch eine bakterielle oder virale Infektion „ins Rennen zu gehen". Ein harmloser Schnupfen oder eine leichte Erkältung ist ggf. noch tolerabel. Es hat sich aber herausgestellt, dass z. B. die rechtzeitige Sanierung von Erkrankungen der Zähne und des Zahnhalteapparats sehr wichtig ist, da Keime auf dem Blutweg das Kniegelenk erreichen können. Nehmen Sie in jedem Fall rechtzeitig mit Ihrem Operateur oder der Anästhesieabteilung der Klinik Kontakt zur Abklärung auf. Verantwortungsvoll agierende Krankenhäuser bieten heutzutage einen sehr hohen Hygienestandard. Sogenannte „Screeningprogramme" filtern gefährdete Personengruppen heraus. Falls ein Infekt besteht, wird er behandelt, sodass die Patienten operiert werden können.

6.2 Vor der Operation

Eine allgemeine OP-Vorbereitung ist bei jedem operativen Eingriff erforderlich. Eigenblutspenden sind in der Regel nicht notwendig, da der zu erwartende Blutverlust, auch bei der prothetischen Versorgung, gering ist (< 500 ml). Für den Notfall stehen sogenannte „Cell-saver" (ein Blutauffang- und Retransfusionssystem) zur Verfügung.

Je nach Art des Eingriffs fertigt Ihr Operateur die notwendigen Röntgenaufnahmen an. Im Falle einer Prothesenimplantation oder einer operativen Beinachsenkorrektur wird eine Ganzbein-Röntgenaufnahme erstellt, die die OP-Planung ermöglicht.

Sollten Spezialimplantate oder -instrumente benötigt werden, werden diese im Vorfeld von der Industrie bestellt, sterilisiert und bereitgehalten.

Sinnvoll ist nach Festlegung des OP-Termins die Kontaktaufnahme mit der Anästhesieabteilung der Klinik. Hin und wieder benötigen die Narkoseärzte noch spezielle ergänzende Untersuchungen, die nicht immer am Tag der Aufnahme vor der OP noch schnell angefertigt werden können. Auch kann man als Patient bei dieser Gelegenheit Fragen zur Narkose, zu etwaiger Verwendung von Schmerzkathetern etc. besprechen. Sinnvollerweise wird an einigen Kliniken vor der stationären Aufnahme ein „Screening" auf gefährliche Keime (sog. „Hospitalkeime) wie MRSA (**m**ethicillin**r**esistenter **S**taphylococcus **a**ureus) oder MRGN (**m**ulti**r**esistente **g**ram**n**egative Bakterien) durchgeführt. Die Zahlen, wie viele Patienten in Deutschland betroffen sind, beruhen lediglich auf einzelnen Untersuchungen, da der Nachweis von MRSA in Deutschland nicht meldepflichtig ist. Im Durchschnitt ist in deutschen Krankenhäusern MRSA für jede vierte schwere Staphylococcus-aureus-Infektion verantwortlich. Auch in Deutschland hat der Anteil von MRSA in den letzten 10 Jahren stark zugenommen. Mit regionalen Schwankungen lag der Anteil von MRSA im Landesdurchschnitt nach einer Studie der Paul-Ehrlich-Gesellschaft 2001 bei 20,7%. Überdurchschnittlich häufig findet sich MRSA bei Patienten nach längeren bzw. wiederholten Krankenhausaufenthalten, nach Verlegung von Intensivstationen, nach medizinischen Behandlungen im Ausland (vor allem Südeuropa, USA, Japan), nach Antibiotikatherapie, bei chronischen Wunden bzw. chronischen Krankheiten (z. B. Hämodialysepatienten). Am Universitätsklinikum Regensburg erreicht die MRSA-Rate unter Risikopatienten bei Aufnahme auf Intensivstationen

25%. Mehr als die Hälfte der während des Krankenhausaufenthalts festgestellten MRSA-Keime sind bereits bei Aufnahme nachweisbar.

In Altenheimen können 2–4% der Bewohner kolonisiert oder infiziert sein, vereinzelt wird über wesentlich höhere Zahlen berichtet. In welchem Maße sich MRSA, ausgehend von stationären medizinischen Einrichtungen, über Patienten oder Personal, auch in der allgemeinen Bevölkerung verbreitet, ist derzeit für Deutschland nicht ausreichend untersucht.

Zahlen aus den Niederlanden und den skandinavischen Ländern (MRSA weniger als 1%) zeigen, dass eine Zunahme von MRSA in Krankenhäusern nicht unumkehrbar ist. Das historische Beispiel der Ausbreitung des Penicillin-resistenten S. aureus vor 30 bis 40 Jahren zeigt, dass den Keimen bei einer Zunahme in medizinischen Einrichtungen zunehmend der Sprung „hinaus" in die Gesellschaft gelingt und eine solche Entwicklung dann nicht mehr umkehrbar ist.

6.3 Aufnahmetag und OP-Tag

Die stationäre Aufnahme geschieht im Allgemeinen am Vortag der Operation. Bei kleineren Eingriffen (z.B. Kniegelenkspiegelung) und regelmäßig bei ambulanten Eingriffen erfolgt die Aufnahme auch erst am OP-Tag. Wichtig ist eine gründliche Reinigung des OP-Gebiets, ggf. unter Hilfestellung durch das Pflegepersonal. Sie müssen am Vorabend der OP ab 22 Uhr nüchtern bleiben.

Am Morgen der OP dürfen Sie Ihre „normalen" Medikamente noch einnehmen, aber nichts mehr essen oder trinken. Auch Rauchen ist nicht erlaubt. Nach Absprache bekommen Sie auf Station eine sog. „Prämedikation". Es handelt sich hierbei um ein leichtes Beruhigungsmittel, das Ihnen den Stress und die Aufregung nehmen soll. Den Transport in den OP erleben Sie so nicht als unangenehm. Nachdem ggf. ein regionaler Schmerzkatheter von der Anästhesie gelegt wurde (s. Abb. 41), wird die Narkose eingeleitet. Parallel hat die OP-Schwester mit ihrem Team den OP-Saal vorbereitet (**Abb. 38**), in den Sie nun gebracht werden. Dann werden Sie auf dem OP-Tisch in die je nach OP-Verfahren ideale (meist auf dem Rücken liegende) Position

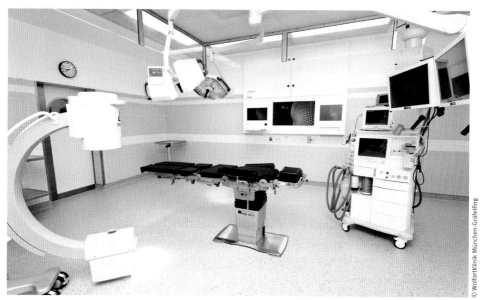

© WolfartKlinik München-Gräfelfing

Abb. 38: Beispiel für einen modernen OP-Bereich (WolfartKlinik). In der Mitte steht die OP-Säule mit dem Patiententisch. Rechts ist der Arbeitsplatz des Anästhesisten mit dem Narkosegerät. Hinten sieht man die Datenwand, auf die die Patienteninformationen übertragen werden. Links vorn im Bild befindet sich ein mobiles Röntgengerät.

gebracht, und das OP-Feld wird desinfiziert und steril abgedeckt. Oft wird die Haut noch mit einer speziellen Folie abgedeckt.

Als letztes Element der Sicherheitskette wird im OP ein sog. „Team Time Out" durchgeführt. Analog zum Start eines Flugzeugs werden alle Beteiligten (OP-Team mit OP-Schwester, Narkosearzt, Springer) noch einmal mit den Patientendaten konfrontiert. Erst nach erfolgreichem Absolvieren kann die OP beginnen.

Computergestützte Navigationssysteme wurden auch für den Einsatz in der Kniegelenkchirurgie entwickelt, haben sich jedoch bislang (im Gegensatz zur Anwendung bei der Hüftprothesenimplantation) nicht durchgesetzt.

Nach der Operation kommen Sie in den Aufwachraum (**Abb. 39**). Abhängig von den medizinischen Bedingungen können Sie hier an

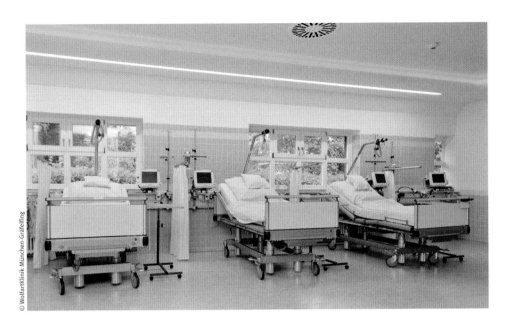

Monitoren intensiv überwacht werden. Bei stabilem Zustand bringt man Sie noch am gleichen Abend, sonst am nächsten Morgen, in Ihr Zimmer zurück, und Sie können zu Abend essen bzw. frühstücken. Der erste „Toilettengang" ist in Begleitung einer Krankenschwester oder Physiotherapeutin bereits oft am Abend der OP möglich. Die Physiotherapie beginnt am Tag nach der OP.

Abb. 39: Beispiel für einen Aufwachraum (WolfartKlinik).

6.4 Wie sieht die Schmerzbehandlung aus?

Die Schmerztherapie im Rahmen einer Knieoperation hat sich in den vergangenen Jahren glücklicherweise deutlich weiterentwickelt.

Gerade regionale (d.h. örtliche) Schmerzbetäubungsverfahren sind mittlerweile fest im Behandlungsstandard integriert. Dabei gelangt das Betäubungsmittel über einen im Oberschenkelbereich des zu operierenden Beins platzierten Katheter lokal an die Schmerzfasern des Kniegelenks und schaltet den Schmerz aus, ohne das Allgemeinbefinden des Patienten wesentlich zu beeinträchtigen.

Abb. 40: Regionale Schmerzausschaltung durch Blockierung des Nervus femoralis (sog. „Femoralisblock").

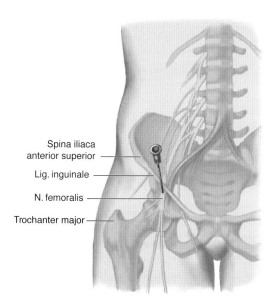

Spina iliaca anterior superior

Lig. inguinale

N. femoralis

Trochanter major

© Wirtz D.C. (Hrsg.): AE-Manual der Endoprothetik - Knie. Springer-Verlag, 2011: S. 115.

Der früher übliche „Femoralisblock" (**Abb. 40**) wird in letzter Zeit zunehmend durch den „Saphenusblock" (**Abb. 41**) abgelöst, da hier die Kraft des Beins und damit die Mobilität des Patienten zuverlässiger erhalten werden kann.

Abb. 41: Regionalanästhesie des Nervus saphenus (sog. „Saphenusblock"). An der Eintrittsstelle des kleinen Plastikkatheters am inneren Oberschenkel (Pfeil) zweigt der Nervus saphenus vom Nervus femoralis ab.

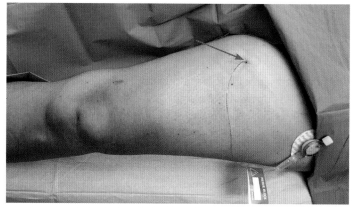

© Dr. Andreas Flaucher

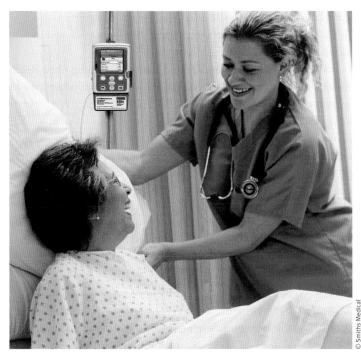

© Smiths Medical

Abb. 42: Patientin mit PCA-Schmerzpumpe.

Regionale Anästhesien haben nachweislich positive Auswirkung auf das OP-Ergebnis. Der Katheter wird unter sonografischer und/oder Nervenstimulations-Kontrolle durch den Anästhesisten gelegt. Durch den Einsatz elektronischer Dosierungshilfen wird die notwendige Menge des Betäubungsmittels genau bestimmt. Der Patient kann in Abstimmung mit den Ärzten die Dosierung beeinflussen.

Als Alternative kommen sog. „PCA-Pumpen" (**P**atient **C**ontrollend **A**nalgesia) zur Anwendung. Über einen peripheren venösen Katheter kann der Patient sich schubweise Schmerzmittel zuführen; eine Überdosierung wird elektronisch verhindert. Das Schmerzmittel wirkt dann allerdings im Gegensatz zur Regionalanästhesie nicht nur lokal am Kniegelenk, sondern im ganzen Körper (systemisch) (**Abb. 42**). Zusätzlich erfolgt eine intraartikuläre Analgesie durch den Operateur noch im OP vor Verschluss der Wunde.

Natürlich werden auch orale Medikamente (schmerz- und entzündungshemmende Mittel) verabreicht. In den ersten Tagen ist eine ausreichend hohe Dosierung sehr wichtig.

Setzen Sie die Medikamente bitte nicht selbständig ohne Rücksprache mit Ihrem Arzt ab. Auch sollten Sie die Medikamente nicht selbständig umstellen, da sonst Nebenwirkungen und Wechselwirkungen mit den übrigen Medikamenten drohen. Nach einem anfänglichen deutlichen Abklingen der Schmerzen können diese im Rahmen der zunehmenden Mobilisierung wieder zunehmen. Die Dosierung muss dann angepasst werden. Welche Schmerztherapie speziell in Ihrem Fall (evtl. in Kombination) geeignet ist, legt der Arzt gemeinsam mit Ihnen fest.

6.5 Wie läuft die Nachbehandlung (ambulant oder stationär) nach einer Knie-OP ab?

Je nach Art des Eingriffs wird eine stationäre oder ambulante Reha-Maßnahme oder lediglich eine ambulante Physiotherapie in einer Praxis angeschlossen. Im Falle einer Knieprothesenimplantation ist in der Regel eine stationäre Reha sinnvoll. Neben medizinischen Gründen können auch soziale Faktoren dabei eine Rolle spielen. Der Sozialdienst des Krankenhauses organisiert die Reha nach Rücksprache mit dem Patienten und dem Operateur. Eine Reha-Maßnahme wird üblicherweise für die Dauer von 3 Wochen vom Kostenträger übernommen.

Die Physiotherapie ist ein wichtiger Bestandteil der Nachbehandlung. Um diese gut und reibungslos zu ermöglichen, ist eine ausreichende Schmerztherapie erforderlich. Ziel der Physiotherapie ist es, die sofort nach der OP einsetzende Bewegungseinschränkung wieder zu beseitigen. Dies geschieht üblicherweise schrittweise über eine rein passive, dann aktiv assistierte und schließlich eine aktive Übungsbehandlung, an die sich die Eigentherapie und der Kraftaufbau anschließen. Bei kleineren Eingriffen wie Meniskus- und Knorpeleingriffen wird nach etwa 6 Wochen die freie Beweglichkeit und volle Belastung wieder erreicht. Bei komplexen Eingriffen wie z.B. Endoprothesenwechseloperationen ist die Beweglichkeit des Kniegelenks zunächst stärker gestört. Dazu trägt auch die anfänglich notwendige Ruhigstellung und die Vermeidung belastender Bewegungen bei. Nach 3–4 Monaten, in einigen Fällen nach einem halben Jahr, sollte jedoch das Niveau der Beweglichkeit vor der Operation wieder erreicht werden. Sollte trotz regulärer Nachbehandlung keine zeitgerechte stetige Verbesserung der Beweglichkeit eintreten, besteht die Möglichkeit einer schonenden Mobilisation des Kniegelenks in Kurznarkose. Spätestens nach 6 Monaten haben sich feste Narbenstränge gebildet, sodass dann ohne eine Mobilisation, die auch gelegentlich offen operativ erfolgen muss, keine Verbesserung der Beweglichkeit zu erwarten ist.

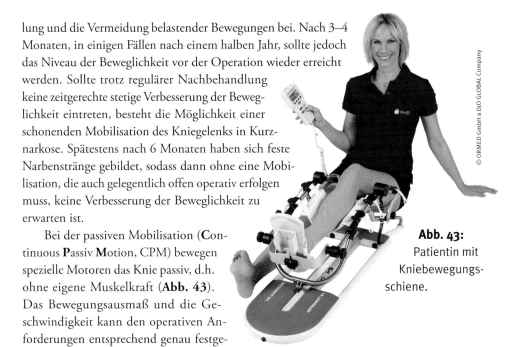

© ORMED GmbH a DJO GLOBAL Company

Abb. 43:
Patientin mit
Kniebewegungs-
schiene.

Bei der passiven Mobilisation (**Con**tinuous **P**assiv **M**otion, CPM) bewegen spezielle Motoren das Knie passiv, d.h. ohne eigene Muskelkraft (**Abb. 43**). Das Bewegungsausmaß und die Geschwindigkeit kann den operativen Anforderungen entsprechend genau festgelegt werden.

Die Wunddrainage wird nach spätestens 24 Stunden entfernt. Physiotherapie findet ab dem ersten Tag nach der OP statt, zunächst nur passiv. Wurde nach 1–2 Tagen eine gute passive Beweglichkeit erreicht, geht man zur aktiven Übungsbehandlung über. Die Erfahrung zeigt, dass operierte Kniegelenke, die rasch eine Beugung von 90° oder darüber erreichen, dauerhaft eine gute Beweglichkeit erlangen. Dabei ist die Übung der Streckung am schwierigsten. Die Verwendung von Gewichten oder Geräten sollte jedoch mindestens bis nach Ablauf der 2. postoperativen Woche unterbleiben. Wichtig ist zudem das Koordinationstraining.

Moderater Sport wie Nordic Walking o.ä. ist nach einer Prothetik schmerzgesteuert ab der 6. postoperativen Woche möglich. Stärkere Belastungen und Krafteinleitungen in das operierte Kniegelenk sollten erst nach frühestens 3 Monaten erfolgen. (z. B. Tennis, Golf, Ausdauerlaufsport, Kraftsport). Die Drainage wird frühzeitig nach der OP gezogen, um ein schmerzarmes Bewegen zu ermöglichen.

7 Wie klappt die Rückkehr in Alltag und Beruf?

7.1 Rückkehr in den Alltag

Nach einer Kniegelenkoperation hängt es zum einen von der Art des durchgeführten Eingriffs, zum anderen von Ihren sozialen häuslichen Bedingungen ab, wie die Rückkehr geplant werden muss.

Während es bei ambulanten Eingriffen (hierzu zählen fast alle endoskopischen Operationen und viele minimalinvasiv durchzuführende OPs) lediglich wichtig ist, dass Sie von einer Vertrauensperson aus der Klinik abgeholt werden und die Nacht nach der OP nicht alleine ohne Hilfe verbringen, müssen nach einer größeren stationären OP oder nach Beendigung der unmittelbar anschließenden Reha-Maßnahme bestimmte Vorkehrungen getroffen werden.

Solange Sie das operierte Bein (teil-)entlasten müssen und auf Gehhilfen angewiesen sind, sind Sie in Ihrer Mobilität deutlich eingeschränkt. So werden Sie ggf. anfangs Hilfe bei der Körperpflege usw. benötigen. Auch können Sie nicht in allen Fällen gleich wieder Auto fahren, zum Einkaufen gehen und Taschen tragen oder den Haushalt in vollem Umfang bewältigen. Daher sollten Sie Ihre Rückkehr in die eigenen vier Wände gut vorbereiten, z.B. vor der OP schwere Vorräte wie Getränkekisten einkaufen und die im Haushalt benötigten Dinge in erreichbarer Nähe lagern. Scheuen Sie sich nicht, die verfügbaren Angebote zur Unterstützung in Anspruch zu nehmen. Wenn keine hilfsbereiten Angehörigen oder Nachbarn zur Verfügung stehen, greifen Sie auf ambulante Dienste zurück. Bei der Organisation hilft Ihnen der Sozialdienst der Klinik und/oder Ihre Krankenkasse. Diese zusätzlichen Sozialleistungen dürfen allerdings nach Eintritt von Pflegebedürftigkeit im Sinne der Pflegeversicherung nicht mehr von den Krankenkassen übernommen werden, da sie dann in den Aufgabenbereich der gesetzlichen Pflegeversicherung fallen. Voraussetzung dafür ist, dass im Haushalt keine Personen leben, welche die Pflege im erforderlichen Umfang übernehmen können.

7.2 Rückkehr in den Beruf

Die Rückkehr in das Arbeits- und Berufsleben hängt natürlich sehr stark von Ihrem Tätigkeitsprofil ab. Zunächst gilt es, den Arbeitsweg zu organisieren, wenn Sie noch nicht Auto fahren sollen. Das ist immer dann der Fall, wenn Sie noch Gehhilfen einsetzen müssen. Wurde das linke Bein operiert, können Sie natürlich sofort einen Automatik-PKW führen. Rein administrative Tätigkeiten im Büro sind in aller Regel natürlich früher möglich als körperlich belastende Arbeiten im Handwerk oder auf dem Bau. Die durchschnittliche Arbeitsunfähigkeit liegt etwa zwischen 6 und 12 Wochen. Die Krankenkassen ermöglichen auch eine stufenweise Wiedereingliederungsmaßnahme nach dem „Hamburger Modell". Die wöchentliche Arbeitszeit wird dabei stundenweise über einen mehrwöchigen Zeitraum bis zur Vollzeittätigkeit angehoben. Hierdurch ergibt sich eine Win-win-Situation, denn nach Ablauf von 6 Wochen ist der Arbeitgeber in Deutschland von der Lohnfortzahlung befreit, und Sie gelten während einer Wiedereingliederungsmaßnahme offiziell noch als krank. Der Arbeitnehmer erhält Krankengeld von seiner Krankenkasse bzw. Übergangsgeld von der Rentenversicherung. Daraus folgt, dass Sie Ihrem Arbeitgeber, wenn auch zunächst nur stundenweise, kostenfrei zur Verfügung stehen. Sollten Sie dennoch mit der Arbeitsbelastung überfordert sein, kann die stufenweise Wiedereingliederungsmaßnahme jederzeit ohne Nachteile abgebrochen werden. Dieses Modell ist grundsätzlich nur für gesetzlich Versicherte vorgesehen, privat Versicherte können jedoch im Vorfeld einer geplanten OP ähnliche Arrangements mit ihrem Versicherer treffen.

Auch nach der ambulanten oder stationären Reha ist bei bestimmten Operationen wie dem Gelenkersatz oder der komplexen Bandrekonstruktions-OP die Nachbehandlung noch nicht abgeschlossen. Ihr Orthopäde wird Ihnen bei den Kontrollterminen weiter Physiotherapie verordnen, bis die Beweglichkeit und Kraftentwicklung lediglich noch eigener Übungsmaßnahmen bedürfen. Bei länger anhaltenden Schwellungszuständen wird hin und wieder Lymphdrainage notwendig sein.

Einen Sonderfall stellen Frakturbehandlungen und Umstellungsoperationen zur Korrektur der Beinachse dar. Erst nach beginnender knöcherner Heilung (frühestens ab der 6. Woche nach OP) sind die Belastungssteigerung bis zur Vollbelastung und die Intensivierung des Muskelaufbautrainings möglich.

Auch wenn die stärkeren postoperativen Schmerzen abgeklungen sind, wird eine begleitende Einnahme schmerzlindernder und entzündungshemmender Medikamente sinnvoll sein, da eine Beübung des Kniegelenks gegen einen andauernden Schmerz nicht erfolgreich sein kann. Besprechen Sie die notwendigen Maßnahmen mit Ihrem Orthopäden.

8 Welche Komplikationen sind nach Prothesen-implantation möglich?

8.1 Kniegelenkinfekte

Kniegelenkinfekte sind die gefürchtetste Komplikation nach einer Prothesenimplantation. Durch strenge Hygieneregeln kann die Infektionsrate an spezialisierten Abteilungen bis in den Promillebereich gesenkt werden, wird aber nie ein „Null-Risiko" erreichen.

Relativ glimpflich verlaufen oberflächliche Wundinfektionen, wenn die Erreger nicht den Kniebinnenraum (vor allem bei einliegender Prothese) erreichen. Dann ist der Einsatz von Antibiotika auch nicht erforderlich, da sonst der tiefe Frühinfekt verzögert diagnostiziert werden könnte.

Gefürchtet sind tiefe Wundinfektionen.

Man unterscheidet akute und Spätinfekte, die eine differenzierte Therapie erfordern. Eine Sonderstellung nehmen die sog. Low-Grade-Infekte ein. Hier ist die Diagnostik deutlich erschwert und das klinische Krankheitsbild nicht eindeutig.

Besonders problematisch ist stets die Anheftung von Bakterien an die Implantatoberfläche. Dort überziehen sich die Bakterien bereits kurz nach der Besiedelung mit einer Schutzhülle, dem sog. „Biofilm". Damit können sie nicht mehr vom körpereigenen Immunsystem und von Antibiotika erreicht und eliminiert werden. Dann hilft nur noch die konsequente Entfernung der Prothese und aller Fremdkörper. Die Entnahme von Gewebeproben an mehreren (verdächtigen) Stellen im Rahmen der chirurgischen Behandlung ermöglicht eine bakteriologische Untersuchung und den Keimnachweis. Immer empfiehlt sich die Zusammenarbeit mit einem Infektiologen zur Planung der Antibiotikatherapie.

Frühinfekte

Frühinfekte ereignen sich im Zeitraum bis etwa 6 Wochen nach der OP. Hier kann man hoffen, dass die Erreger sich noch nicht tief im Gewebe eingenistet haben. Typische Symptome sind Schmerzen,

Schwellung, Rötung und Flüssigkeitsaustritt aus der Wunde. Es kann dann versucht werden, die eigentliche Prothese zu erhalten und nur die beweglichen Teile (vor allem das Polyethylenlager) auszutauschen. Trotzdem muss das gesamte OP-Gebiet sorgfältig gereinigt werden. Wird nicht sofort und konsequent chirurgisch reagiert, droht der Prothesenwechsel. Häufigster Erreger beim Frühinfekt ist das Bakterium Staphylococcus aureus. Die Erfolgsrate bei diesem Vorgehen liegt mit etwa 50% unter derjenigen des Prothesenwechsels.

Verzögerte Infektion („low grade")

Die verzögerte Infektion („low grade") im operierten Gelenk wird in der Regel intraoperativ erworben und tritt im Zeitraum von 2–24 Monaten nach der OP auf. Sie wird meist durch bakterielle Erreger verursacht, die wenig aggressiv sind (z.B. Propionibacterium acnes). Die Symptome sind nicht dramatisch, d.h., es treten keine für den medizinischen Laien erkennbaren Prozesse wie Eiterung oder allgemeine Entzündungszeichen (Fieber, Sepsis o.ä.) auf. Oft wird die Diagnose daher leider erst spät gestellt. Der Nachweis einer Low-Grade-Infektion ist oft schwierig: Trotz mehrfacher Punktionen am Gelenk gelingt ein Keimnachweis nicht immer. Die Zusammenarbeit mit einem kompetenten Labor ist daher unerlässlich. Ist die Infektion erkannt, hilft nur noch der Prothesenausbau, da eine Anheftung der Keime am Implantat sicher bereits vorliegt (s. S. 71: „Biofilm").

Spätinfekte

Spätinfekte ereignen sich im Zeitraum nach 24 Monaten. Hierbei gelangen die Erreger in der Regel hämatogen, also über den Blutweg, in das Gelenk. Die Bakterien Staphylococcus aureus, Escherischia coli und Pneumokokken spielen die größte Rolle.

Entscheidend für den Behandlungserfolg ist stets ein rasches und konsequentes Vorgehen. Ob die Prothese erhalten werden kann, nur Teile ausgetauscht werden müssen oder ein Aus- und Wiedereinbau stattfinden muss, ist im Einzelfall zu entscheiden.

Ist die Infektion während der OP zu beherrschen und das Gewebe vollständig zu reinigen, kann ein sog. „einzeitiger" Wechsel der Prothese durchgeführt werden. In diesem Fall wird in Narkose das infizierte Implantat ausgebaut, das gesamte OP-Gebiet gesäubert und sofort eine neue Prothese eingesetzt.

Hat sich die Infektion bereits tief eingenistet und ist eine Sanierung in *einem* operativen Schritt nicht möglich, wird die bakteriell besiedelte Prothese zunächst in einem ersten Schritt ausgebaut. Es wird dann eine „Interimsprothese" („Spacer" = Platzhalter) implantiert, die etwa 6 Wochen belassen wird. Der Spacer sondert ein Antibiotikum ab, das den identifizierten Keim bekämpft. Danach kann in einem zweiten Eingriff in das gesäuberte Gewebe die endgültige Prothese eingesetzt werden („zweizeitiges Vorgehen").

8.2 Aseptische (nicht infektiös bedingte) Lockerung der Prothese

Nach 10 Jahren liegen noch weit über 90% der implantierten Knieprothesen fest verankert. Das Gesamtrisiko einer erneuten Operation am betroffenen Kniegelenk liegt bei etwa 8%. Davon entfällt etwa knapp die Hälfte auf Lockerungen, vorwiegend des Schienbeinplateaus. Übergewicht scheint aber kein Grund für eine frühzeitige Lockerung zu sein. Verbliebene Achsfehlstellungen begünstigen die Lockerung und den Verschleiß. Aktuell wird gerade das Thema der Implantatsicherheit in den Medien diskutiert. Die Patienten sind zunehmend verunsichert. Daher werden seriöse Krankenhausabteilungen über qualitätssichernde Maßnahmen (s. Zertifizierung) und die Verwendung von Produkten namhafter Hersteller die Risiken zu minimieren wissen.

8.3 Polyethylenlager-Luxation

Die Polyethylenlager-Luxation ist eine selten beobachtete Komplikation bei „mobilen" Prothesenlagern (Inlays). Wenn der Bandapparat nicht parallel stabil ist, kann das Lager sich zur Seite drehen und in eine 90°-Fehllage kommen. Das Ereignis ist von starken Schmerzen begleitet und anhand des Röntgenbilds zu diagnostizieren. Eine erneute Operation mit Tausch des Lagers (gegen ein höheres) und ggf. Maßnahmen am Bandapparat sind erforderlich.

8.4 Polyethylenabrieb („Partikelkrankheit")

Werden aus dem Prothesenlager (Inlay) molekulare Kunststoffpartikel freigesetzt, können diese bei dem betroffenen Patienten eine entzündliche Abwehrreaktion auslösen. Ein „Fremdkörpergranulom" kann entstehen, den Knochen und das Bindegewebe verdrängen und schließlich zur Lockerung führen. Beim künstlichen Kniegelenk bestimmte der Kunststofflagerverschleiß früher hauptsächlich die Prothesenstandzeit. Heutzutage wird ein Polyethylenverschleiß durch die Verwendung ultrahochvernetzter Kunststoffe und mobiler reibungsarmer Lager seltener beobachtet.

8.5 Bleibende Schmerzen und Bewegungseinschränkung

Sicherlich die häufigste Komplikation mit bis zu 10% sind bleibende Schmerzen und Bewegungseinschränkung nach der OP. Mögliche Ursachen sind technische OP-Fehler mit fehlerhafter Auswahl und/ oder Ausrichtung der Implantate, Kniescheibenprobleme (s. Kap. 8.6) und chronische Protheseninfekte sowie aseptische Lockerungen (s.o.). Die primäre „Arthrofibrose" stellt stets eine Ausschlussdiagnose nach der Abklärung eventuell auslösender mechanischer oder infektiöser Ursachen dar und wird relativ selten in weniger als 1% der Fälle gesehen. Unter einer Arthrofibrose versteht man eine überschießende Narbenbildung des Körpers als Reaktion auf den operativen Eingriff. Die Mechanismen der Entstehung sind noch nicht genau geklärt. Es kommt zu einer zunehmenden Gelenkeinsteifung mit Schmerzen und Spannungsgefühl.

Selten liegt ein CRPS (**C**omplex **R**egional **P**ain **S**yndrom) vor. Dieser Begriff beschreibt eine autonome, z.B. durch eine Operation ausgelöste Überreaktion des sympathischen Nervensystems. Die Klärung erfolgt u.a. durch ein Knochenszintigramm; die Behandlung beinhaltet neben schonenden physiotherapeutischen Anwendungen die medikamentöse Ausschaltung des Nervus sympathicus (Sympathikusblockade).

8.6 Kniescheibenassoziierte Probleme

Der bleibende vordere Knieschmerz, Patella(sub-)luxationen, Frakturen und Nekrosen werden beobachtet. Gerade nach endoprothetischem Ersatz der Kniescheibenrückfläche muss eine Veränderung der Kniescheibendicke strikt vermieden werden, da sonst zu hohe Anpressdrücke entstehen. Auch muss mit oder ohne Ersatz der Kniescheibenrückfläche auf eine gute Führung der Kniescheibe im Gleitlager geachtet werden. Einflussgrößen sind hierbei der Bandapparat, die Beinachse und die Komponentenausrichtung der Prothese. Wird beim Ersatz der Rückfläche die Durchblutung der Kniescheibe gestört, drohen Nekrosen (Absterben von Knochenanteilen) oder ein Bruch der Kniescheibe. Knochenbrüche von Ober- oder Unterschenkel sind selten und müssen in der Regel verschraubt oder verplattet werden. Nachdem eventuell bei sehr steifen Kniegelenken intraoperativ eine sog. „Tuberositas-Osteotomie" (s. Kap. 8.7) erforderlich wurde, kann es hier zu Ausrissen oder ausbleibender Knochenheilung kommen, die operativ saniert werden müssen. Sehr gefürchtet ist eine operationsbedingte Schädigung des Streckapparats im Bereich der Strecksehne oder des Kniescheibenbandes, da solche Risse schwer zu behandeln sind.

8.7 Bandverletzungen

Eine intraoperative Schädigung der Seitenbänder kann dazu führen, dass auf ein Prothesendesign mit Übernahme der Seitenbandfunktion („constrained" oder „semiconstrained") übergegangen werden muss (s. dazu S. 54ff.).

Wird das hintere Kreuzband geschädigt, besteht die Möglichkeit, ein Prothesendesign zu wählen, das die Funktion des hinteren Kreuzbands ersetzt. In allen Fällen großer Spannung der Weichteile und eingeschränkter Übersicht kann eine Tuberositas-Osteotomie (Tub-OT, **Abb. 44**) helfen.

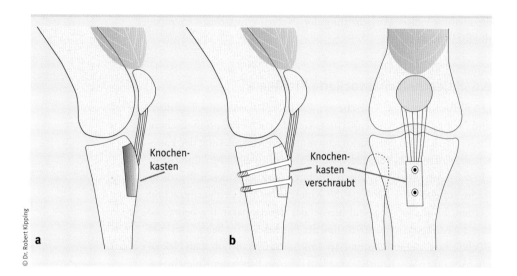

© Dr. Robert Kipping

Knochen-
kasten

a

Knochen-
kasten
verschraubt

b

Abb. 44: Tubero-
sitas-Osteotomie
(Skizze).
a: Ein Knochenkas-
ten wird heraus-
gelöst und zur
Exposition des
Kniegelenks zur
Seite geklappt.
b: Nach der OP
stabile Situation
durch Verschrau-
bung (Ansicht
seitlich und von
vorne).

8.8 Implantatallergie/Zementallergie

Die allermeisten implantierten Prothesen werden sehr gut vertragen. Statistisch liegt das Risiko einer Implantatunverträglichkeit noch deutlich unter dem Risiko der schon seltenen Infektkomplikation. Bevor nach einer Prothesenimplantation an eine Implantatallergie gedacht wird, müssen weitaus häufigere Ursachen für Beschwerden wie entzündliche Veränderungen, Schwellung und Schmerz differenzialdiagnostisch ausgeschlossen werden. Ausgeschlossen werden muss vor allem eine chronisch verlaufenden Minimalinfektion (Low-Grade-Infektion; s. S. 72).

Die bei einer Knieprothesenimplantation eingebrachten Materialien unterliegen grundsätzlich einem Abrieb. Die dadurch freigesetzten Metallionen können theoretisch das Immunsystem aktivieren und eine allergische Reaktion hervorrufen. Die Implantate enthalten klassische Kontaktallergene wie Nickel, Chrom oder Kobalt. Allerdings darf z.B. von der in der Bevölkerung relativ häufig auftretenden Nickelallergie (bis zu 12%) mit entsprechenden Hautreaktionen (*exogene* Allergie) nach heutigem Wissensstand nicht auf eine mögliche Implantatunverträglichkeit (*endogene* Allergie) geschlossen werden. Bis dato steht kein eindeutiger klinischer Labortest zum Nachweis einer allergischen Reaktion auf ein Implantat zur Verfügung.

Einige Prothesenhersteller bieten jedoch sog. „Allergieimplantate" mit einer nickelfreien Oberfläche an.

Selten, aber nachzuweisen, ist eine sog. Methylmetacrylat-Allergie. Dieser Stoff ist wesentlicher Bestandteil des Knochenzements. In solchen Fälle sollte eine zementfreie Implantationstechnik angewandt werden.

8.9 Nervenschäden, bleibende Schmerzen

Die operationsbedingte Verletzung kleiner Hautnervenäste kann zu einem Sensibilitätsverlust, besonders an der Außenseite des Kniegelenks, führen. Oft kehrt jedoch das Gefühl durch „Einsprossung" von Hautnerven wieder zurück. Motorische Nervenkomplikationen wie z.B. eine Peroneusparese mit einem „Fallfuß" sind selten (ca. 0,5%) und erholen sich in der Regel wieder. Dann ist vorübergehend zur Sturzprophylaxe eine Schienenversorgung erforderlich.

8.10 Gefäßverletzungen

Sehr selten (ca. 0,04%) kann die Kniekehlenarterie verletzt werden. Patienten mit schlechtem Gefäßstatus sind gefährdet (Arteriosklerose). Bei ihnen sollte die Gefäßsituation vor der OP abgeklärt werden und auf die Verwendung einer Blutsperre während der OP verzichtet werden.

8.11 Nachblutung

Länger dauernde Nachblutungen nach einer Knie-OP sind selten. Ursächliche Gefäßverletzungen sollten ausgeschlossen werden. Meist reichen konservative Maßnahmen wie Kompression, Eisauflage und Hochlagerung aus. Gefürchtet sind Heparinüberdosierungen bei eingeschränkter Nierenfunktion. Daher sollte nach der OP die glomeruläre Filtrationsrate (GFR) im Blut bestimmt und ggf. die Heparindosierung angepasst werden.

8.12 Thrombosen, Embolien

Knieoperationen gelten grundsätzlich als thrombosegefährdend, da eine (zumindest kurzzeitige) Immobilisierung damit einhergeht. Eine blutverdünnende Behandlung (Heparinisierung) mit einem subkutan (unter die Haut) zu verabreichenden Medikament einmal am Tag (die tägliche „Bauchspritze") ist zumindest bis zum Erreichen der Vollbelastung, im Falle der Knieprothetik sogar bis zur 5. Woche nach OP, sinnvoll. Regelmäßige Blutbildkontrollen zur Überprüfung der Thrombozytenzahl sind dann erforderlich, um einen (selten beobachteten) heparininduzierten Abfall der Thrombozytenzahl rechtzeitig zu erkennen.

9 Vermutete Behandlungsfehler

Durch eine Novellierung der Gesetzgebung sollen die Patientenrechte deutlich gestärkt werden. Aber was soll man tun, wenn man einen Behandlungsfehler vermutet? Zunächst einmal kann ein und dieselbe Situation völlig unterschiedlich wahrgenommen und bewertet werden. Im konkreten Fall heißt das: Der betroffene Patient ist mit der Behandlung bzw. dem Behandlungsergebnis (teilweise) nicht zufrieden, der Arzt hingegen ist überzeugt, korrekt gehandelt zu haben. Häufig fällt dann der erklärende Begriff eines „schicksalhaften Verlaufs". Wer hat nun Recht? Wie klärt man die Zusammenhänge? Leider ist das direkte Gespräch des Patienten mit dem Arzt oft nicht zielführend, da Letzterer beispielsweise aus haftpflichtversicherungsrechtlichen Gründen im Vorfeld keinerlei Zugeständnisse hinsichtlich eines Behandlungsfehlers machen darf. Er verliert sonst womöglich seinen Versicherungsschutz. Dennoch sollte der behandelnde Arzt bzw. Operateur die erste Anlaufstelle für Ihre Probleme sein. Findet der Patient dort keine adäquate Ansprache, kann man sich bei einem ärztlichen Kollegen eine „Zweitmeinung" einholen.

Bleiben ernsthafte Zweifel bestehen, eignen sich daher zur primären Klärung die von den Landesärztekammern eingesetzten gutachterlichen Schlichtungsstellen. Das Verfahren ist für die Beteiligten kostenlos. Erst danach wird klar, ob der Fall zu den Akten gelegt werden kann oder ob sich eine zivilrechtliche Klage anschließen könnte. Allzu euphorische Erwartungen der Patienten müssen jedoch enttäuscht werden: Bei einer Knieoperation, wie bei jedem operativen Eingriff, handelt es sich eben gerade nicht um einen Werkvertrag wie beispielsweise im Handwerk, bei dem der Leistungserbringer, in diesem Fall der Arzt, eine definierte Leistung schuldet, sondern der Behandlungsablauf (Einbau eines Kniegelenks) unterliegt einer schicksalhaften, nicht planbaren Komponente, die damit nicht justiziabel ist.

Die Kehrseite der Medaille ist, dass sich die Zahl der vor die einzelnen Gutachterkommissionen getragenen Fälle mit bundesweit ca. 10.000 Anträgen im Jahre 2000 seit 1978 etwa verzehnfacht hat, auch wenn in etwa 70% der Fälle eine Prüfung des Sachverhalts die geltend gemachten Ansprüche als unbegründet einstufte.

10 Kommen Kosten auf den Patienten zu?

Der Einbau eines künstlichen Kniegelenks stellt eine Regelleistung der gesetzlichen und privaten Krankenversicherer dar. Das heißt, alle regulären Kosten werden übernommen. Kostenvoranschläge sind nicht üblich und dürfen auch nicht von den Privatversicherern verlangt werden.

Ein künstliches Kniegelenk ist billiger, als sich viele Menschen vorstellen: Die Kosten setzen sich aus der Fallpauschale für das Krankenhaus, dem ärztlichen Honorar sowie aus Kosten für eventuell zusätzlich erforderliche technische Hilfsmittel wie Schienen, Orthesen oder Krücken etc. zusammen. Das ärztliche Honorar wird bei den gesetzlichen Krankenkassen über die kassenärztlichen Vereinigungen (KV) abgerechnet und von allen beteiligten Ärzten berechnet, wie Operateur, Anästhesist und hinzugezogenen Konsiliarärzten anderer Disziplinen (Internist, Neurologe oder Mikrobiologe). Schließlich rechnet die Rehaklinik auch auf der Grundlage einer Fallpauschale ab.

Der Unterschied bei privat versicherten Patienten und Selbstzahlern besteht in der Regel darin, dass alle Leistungserbringer nicht über die KV (kassenärztliche Vereinigung) oder direkt mit der Krankenkasse abrechnen, sondern zunächst dem Patienten eine Rechnung stellen, die dieser an seine Privatkrankenversicherung weiterreichen kann. Dies erscheint auf den ersten Blick umständlicher, erlaubt jedoch im Gegensatz zum Verfahren der gesetzlichen Krankenversicherung eine vollständige Transparenz der erbrachten Leistungen, d.h., der Patient kann genau nachvollziehen, wer wann was gemacht hat, und überprüfen, ob das auch so stimmt. Nachteilig kann sein, dass die der ärztlichen Abrechnung zugrunde gelegte GOÄ (Gebührenordnung für Ärzte) z.T. von den Leistungserbringern (Ärzten) und Leistungserstattern (Privatversicherern) unterschiedlich interpretiert wird. Es kann so zu strittigen Differenzbeträgen kommen. Ursächlich für dieses Dilemma ist die mittlerweile hoffnungslos veraltete Gebührenordnung, die der rasanten Entwicklung der medizinischen Prozeduren nicht folgen konnte. Zurzeit ist daher eine Novellierung der GOÄ im Gange.

Viele Patienten sind verunsichert und stellen im Rahmen der OP-Vorbereitung die Frage nach eventuell zu leistenden Zuzahlungen. Auch ist oft unklar, ob durch eine Aufzahlung eine bessere Behandlung und ein besseres bzw. teureres Implantat zu bekommen ist. Hierzu sei festgestellt, dass alle über die Krankenkassen versicherten Leistungen grundsätzlich dem in Deutschland sehr hohen Standard entsprechen. Allerdings ist die genaue Definition eines solchen Standards auch Gegenstand politischer Diskussionen.

Führt man sich beide Versicherungssysteme (gesetzlich und privat) im Hinblick auf eine Kniegelenkoperation vor Augen, stellt sich direkt die Frage: Bin ich im System der GKV vernünftig bedient oder ist die Behandlung als Privatpatient überlegen? Natürlich ist es kein Geheimnis, dass die kapitalgedeckte Privatversicherung teurer ist, aber mehr und bessere Leistungen einschließt (Ein- oder Zweibettzimmer, Chefarztbehandlung, Serviceleistungen der Privatstation, aber auch optionale Leistungen wie Knochendichtemessungen etc., die im Leistungskatalog der GKV nicht enthalten sind). Leider ist sie nicht allen Menschen zugänglich, da der Eintritt in die PKV einkommensabhängig ist. Daher gebietet es die Verantwortung der Leistungserbringer, grundsätzlich die gleichen OP-Bedingungen zu schaffen und das gleiche hochwertige Implantat zu verwenden. Auch existieren jenseits des von der GKV definierten Standards zahlreiche Optionen für gesetzlich Versicherte. Man sollte sich fragen:

>> Möchte ich vom Chef behandelt und operiert werden?
>> Ziehe ich ein Ein- oder Zweibettzimmer einem Mehrbettzimmer vor?
>> Lohnt der Abschluss einer privaten Zusatzversicherung, um damit in den Genuss der Privatbehandlung zu kommen? Natürlich müssten dabei die vorgeschriebenen Wartezeiten zwischen Vertragsabschluss und Operation – in der Regel 9 Monate – beachtet werden.

Diese Liste ließe sich mühelos fortsetzen. Klar wird, dass sich der Patient sehr viel differenzierter mit der Problematik auseinandersetzen muss. Die aktuelle politische Debatte über die Chancen einer Kostenerstattungsregelung geht in dieselbe Richtung.

11 Welche sozialmedizinischen Vergünstigungen sind möglich?

11.1 Nachteilsausgleich, steuerliche Aspekte

In der Versorgungsmedizinverordnung (VersMedV), erlassen vom Bundesministerium für Arbeit und Soziales, sind die versorgungsmedizinischen Grundsätze formuliert, die die Anhaltspunkte für die ärztliche Gutachtertätigkeit zum 1.1.2009 abgelöst haben und seitdem ständig überarbeitet wurden. Der operierte Patient muss beim zuständigen Versorgungsamt einen Antrag auf Feststellung einer Behinderung stellen. Das Amt holt dann bei den behandelnden Ärzten Befundberichte ein.

Anerkannt als Behinderungen werden nur solche Gesundheitsstörungen, die dauerhaft – also für mindestens 6 Monate – vorliegen. Dies ist sicher bei einem endoprothetischen Kniegelenkersatz der Fall. Gemäß der gültigen Fassung gelten nach dem Schwerbehindertenrecht (Teil 2 SGB IX) folgende Mindest-GdB-Sätze z.B. nach einer Kniegelenkimplantation:

>> Einseitiger Kniegelenkersatz: Grad der Behinderung (GdB) 20
>> Beidseitiger Kniegelenkersatz: Grad der Behinderung (GdB) 40

Hierbei handelt es sich nicht um Prozentsätze wie zum Beispiel bei der Minderung der Erwerbsfähigkeit (MdE), die auf die Leistungsfähigkeit auf dem allgemeinen Arbeitsmarkt bezogen wird. Der Grad der Behinderung (GdB) stellt vielmehr einen Betrag dar: Gemäß dieser „versorgungsmedizinischen Grundsätze" wird der Schwerbehindertenstatus erst mit einem Grad der Behinderung (GdB) von 50 erreicht. Damit sind gewisse soziale Nachteilsausgleiche verbunden, wie Steuererleichterungen und Einschränkungen der Kündbarkeit eines Arbeitsverhältnisses. Dieser Grad liegt aber in der Regel nicht vor, selbst wenn dem Betroffenen beide Kniegelenke ersetzt wurden und die Funktion zumindest zufriedenstellend ist. Die gesetzlichen Regelungen erlauben jedoch einen gewissen Bewertungsspielraum, der berücksichtigen soll, dass nicht alle Ergebnisse nach einem Kniegelenkersatz vergleichbar sind. So können messbare Funktionseinbußen bis hin zu

Instabilitäten und daraus folgenden Gebrauchseinschränkungen zu einer höheren Bewertung führen.

Im Falle des Kniegelenks kommen eventuell noch sog. „Merkzeichen" infrage, die im Behindertenausweis eingetragen werden können.

>> Merkzeichen „G" – erheblich gehbehindert. Formal ist die Voraussetzung zur Erlangung dieses Merkzeichens dann erreicht, wenn der GdB allein durch die Behinderungen der unteren Extremität 40 erreicht. Dies wäre bereits bei beidseitig implantierten Kniegelenken gegeben. Die Situation des betroffenen Patienten muss in etwa derjenigen bei „in ungünstiger Stellung versteiftem Kniegelenk" vergleichbar sein, was bei gut funktionierender beidseitiger Knieprothetik wohl wiederum nicht der Fall ist.

>> Merkzeichen „aG" – außergewöhnlich gehbehindert. Hier muss der Betroffene praktisch einem Rollstuhlfahrer gleichgestellt sein.

>> Merkzeichen „B". Für die (unentgeltliche) Beförderung einer Begleitperson ist bei schwerbehinderten Menschen (GdB mind. 50), bei denen z.B. die Voraussetzungen für die Merkzeichen „G" vorliegen, zu prüfen, ob sie infolge ihrer Behinderung regelmäßig bei der Benutzung öffentlicher Verkehrsmittel auf fremde Hilfe angewiesen sind.

>> Merkzeichen „RF". Eine Rundfunkbeitragsermäßigung und eine Telefongebührenermäßigung bei der Deutschen Telekom wird Personen ermöglicht, die eine Behinderung mit einem nicht nur vorübergehenden GdB von mindestens 80 haben und die aufgrund ihres Leidens an öffentlichen Veranstaltungen nicht teilnehmen können.

11.2 Erwerbsunfähigkeitsrente und Teilerwerbsunfähigkeitsrente der gesetzlichen Rentenversicherung

Nicht erwerbsgemindert ist nach dem Gesetzestext, wer unter den üblichen Bedingungen des allgemeinen Arbeitsmarktes täglich mindestens 6 Stunden erwerbstätig sein kann. Findet man unter solch eingeschränkten Bedingungen keinen geeigneten Arbeitsplatz, so stellt dies ein Risiko dar, das in die Zuständigkeit der Arbeitslosenversicherung fällt, jedoch nicht zur Gewährung der Erwerbsunfähigkeitsrente (EU-Rente) befähigt. Das Risiko der Berufsunfähigkeit, z. B. als Folge einer Kniegelenkoperation, wurde per Gesetz für alle nach 1961 Geborenen aus dem Leistungsspektrum der Rentenversicherung herausgenommen.

In diesem Sinne lassen sich also auf das Kniegelenk bezogen zwar hin und wieder zahlreiche qualitative Leistungseinschränkungen, hingegen kaum quantitative Leistungsbeeinträchtigungen formulieren. Ein kniegelenkerkrankter Patient ist demnach unter der Maßgabe (eines ggf. sitzenden) Arbeitsplatzes noch in der Lage, in Vollzeit leichte bis fallweise mittelschwere Arbeiten zu verrichten. Einschränkungen werden sich aber hinsichtlich der maximalen Kraftentwicklung und Beweglichkeit ergeben. Schwere Arbeiten auf Leitern und Gerüsten mit Absturzgefahr oder überwiegend kniend zu erbringende Tätigkeiten sind so nicht mehr sinnvoll oder nur eingeschränkt möglich. Die in der gesetzlichen Rentenversicherung zugrunde liegende Wegefähigkeit von > 500 Meter Gehstrecke in etwa 20 Minuten wird in der Regel erreicht.

Ausnahmen bestätigen hier wie überall die Regel: So sind spezielle medizinische Konstellationen denkbar, die praktisch zur Erwerbsunfähigkeit führen. Erwerbsunfähig ist, wer nicht mehr in der Lage ist, zumindest 50% der Arbeitsleistung eines vergleichbaren Arbeitnehmers aufgrund seiner dauerhaften Beeinträchtigungen auf dem allgemeinen Arbeitsmarkt zu erbringen. Diese Fragen werden regelmäßig gutachterlich geklärt.

11.3 Private Unfallversicherung

Der Abschluss einer privaten Unfallversicherung erfolgt freiwillig. Versichert ist die Invalidität.

Lediglich eine dauerhaft bleibende Beeinträchtigung der körperlichen Leistungsfähigkeit bzw. die verbliebene Funktionseinbuße der betroffenen Gliedmaßen rechtfertigt einen Anspruch auf eine Invaliditätsleistung. Maßgeblich sind hier allein die medizinischen Befunde.

Unfallfolgen müssen innerhalb eines Jahres ab Unfalltag eingetreten sein und mindestens 3 Monate später ärztlich bescheinigt und dem

Versicherungsträger mitgeteilt werden. Spätestens am Ende des 3. Unfalljahres muss der eventuell bleibende Dauerschaden reguliert werden.

Die Schadensbemessung erfolgt nach der Gliedertaxe. Der Verlust oder die vollständige Gebrauchsunfähigkeit eines Beines (Beinwert) wird mit einer Invalidität nach der Gliedertaxe von 7/10 bewertet. Bezogen auf die Situation nach einem Kniegelenkersatz werden folgende Beinwerte vorgeschlagen (nach Thomann, Schröter, Grosser: Orthopädisch-unfallchirurgische Begutachtung. Urban & Fischer: München 2009):

>> Totalendoprothese des Kniegelenks mit guter Funktion: 7/20 Beinwert
>> Totalendoprothese des Kniegelenks: mit leichter Instabilität und konzentrischer Bewegungseinschränkung um ein Drittel: 5/10 Beinwert
>> Totalendoprothese des Kniegelenks: Instabilität mit konzentrischer Bewegungseinschränkung um die Hälfte: 6/10 Beinwert
>> Totalendoprothese des Kniegelenks mit nachfolgender Resektion (z.B. als Infektfolge): 8/10–9/10 Beinwert.

Voraussetzung bleibt natürlich die Forderung, dass die zu entschädigenden Folgen, hier also die Notwendigkeit einer Knieprothesenimplantation, zweifelsfrei als Folgen des versicherten Unfalls nachgewiesen werden müssen. Wenn der Schaden nur teilweise Folge des versicherten Unfalls ist, muss zur eindeutigen Abgrenzung ein Gutachten erstellt werden.

11.4 Gesetzliche Unfallversicherung

Versicherungsfälle der gesetzlichen Unfallversicherung stellen Arbeitsunfälle und Berufskrankheiten dar. Träger der gesetzlichen Unfallversicherung sind die Berufsgenossenschaften.

Die Einstufung erfolgt anhand der Feststellung der MdE (**Min**derung **d**er **E**rwerbsfähigkeit).

Wichtig ist in diesem Zusammenhang die Frage, ob nach der maßgeblichen Theorie einer „wesentlichen Bedingung" der Unfall vielleicht nur den Charakter einer „unwesentlichen Teilursache" (Gelegenheitsursache) hat. In Bezug auf das Kniegelenk wäre damit eine Prothesenimplantation als Folge eines Schienbeinkopfbruches dann nicht versichert, wenn die angeschuldigte Fraktur lediglich Folge einer vom Unfall unabhängigen erheblichen Minderung der Knochenqualität (z.B. bei ausgeprägter Osteoporose oder einem Morbus Ahlbäck) wäre. Der Unfall z.B. in der Form einer austauschbaren Bagatellverletzung wäre dann nur unmittelbarer Auslöser gewesen.

Hat sich beispielsweise eine Kniegelenkarthrose als Folge eines berufsgenossenschaftlich versicherten Unfalls (Arbeitsunfall) nach einem kniegelenknahen Knochenbruch entwickelt, so ist für deren Behandlung die zuständige Berufsgenossenschaft verantwortlicher Kostenträger. Es handelt sich dann um eine „besondere Heilbehandlung". Dabei gilt jedoch zu beachten, dass diese besondere Heilbehandlung nur von Ärzten durchgeführt werden kann, die von den Unfallversicherungsträgern gesondert beteiligt oder von diesen hinzugezogen werden (ab dem 1.1.2016 nur noch sogenannte D-Ärzte bzw. § 6-Kliniken). Ist dann die Zuständigkeit der gesetzlichen Unfallversicherung gegeben, so muss die unfallbedingte Minderung der Erwerbsfähigkeit (MdE) geschätzt werden. Es erfolgt eine abstrakte Schadensbemessung bezüglich der Beeinträchtigung der Leistungsfähigkeit auf dem gesamten Gebiet des Erwerbslebens. Etabliert haben sich sog. Eckwerttabellen. Für das Kniegelenk gilt (nach Thomann, Schröter, Grosser: Orthopädisch-unfallchirurgische Begutachtung. Urban & Fischer: München 2009):

>> Totalendoprothese des Kniegelenks mit guter Funktion: MdE 10–20%. Allerdings sind Erhöhungen bei nachgewiesener Funktionsstörung bis zum Erreichen der Erwerbsunfähigkeit (MdE 50%) oder gar im Falle einer gelockerten, chronisch-septisch infizierten Prothese bis zu einer MdE von 80% möglich. Gemäß den Gesetzesvorgaben wird erst bei Erreichen des Schwellenwerts von 20% oder gar 30% eine Rente bewilligt.

11.5 Pflegeversicherung

Seit Anfang des Jahres 2017 werden 5 Pflegegrade unterschieden. Die Pflegegrade ersetzten die früheren Pflegestufen I–III.

Ohne Eintritt von Komplikationen werden z.B. nach der Implantation einer Kniegelenkprothese mit befriedigender Beweglichkeit (Beugung/Streckung 90-0-0 Grad) die Voraussetzungen zur Erlangung des Pflegegrades 1 nicht erreicht.

11.6 Berufskrankheiten

Berufskrankheiten sind Gesundheitsschäden, die durch eine versicherte berufliche Tätigkeit entstehen. Das Bundesministerium für Arbeit und Soziales gibt Merkblätter für die ärztliche Untersuchung bei Berufskrankheiten heraus, in denen Gefahrenquellen, Krankheitsbilder und Diagnosen beschrieben werden. Über die Berufsgenossenschaften ist eine Liste der in Deutschland anerkannten Berufskrankheiten erhältlich. Für die Anerkennung einer Berufskrankheit müssen konkurrierende Ursachen (also nicht beruflich bedingte Gesundheitsschäden) abgegrenzt werden. Aus juristischer Sicht muss die berufliche Tätigkeit wesentlich zur Erkrankung beigetragen haben (sogenannte Theorie von der wesentlichen Bedingung).

Der Zusammenhang wird immer durch ein orthopädisches Gutachten geklärt.

Bezogen auf das Kniegelenk sind folgende Berufskrankheiten (BK) von Bedeutung:

>> *BK Nr. 2102 – Meniskusschäden nach mehrjährigen andauernden oder häufig wiederkehrenden, die Kniegelenke überdurchschnittlich belastenden Tätigkeiten.* Im Berufsleben muss mit einer überdurchschnittlichen Belastung der Kniegelenke gerechnet werden, z. B. im Bergbau unter Tage, ferner bei Ofenmaurern, Fliesen- oder Parkettlegern, bei Rangierarbeitern, bei Berufssportlern und bei Tätigkeiten unter besonders beengten Raumverhältnissen. Ein berufsbedingter chronischer Meniskusschaden tritt früher auf als in der beruflich nicht belasteten Bevölkerung. Die Abgrenzung gegen die Entstehung eines Meniskusschadens durch einen Unfall oder anderweitige, nicht berufliche bedingte Faktoren kann gutachterliche Schwierigkeiten bereiten.

>> *BK Nr. 2112 – Kniegelenkarthrose durch eine Tätigkeit im Knien oder vergleichbare Kniebelastung mit einer kumulativen Einwirkungs-*

dauer während des Arbeitslebens von mindestens 13.000 Stunden und einer Mindesteinwirkungsdauer von insgesamt einer Stunde pro Schicht. Unter einer Tätigkeit im Knien im Sinne dieser Berufskrankheit wird eine Arbeit verstanden, bei der der Körper durch das Knie und den Fuß abgestützt wird und der Winkel zwischen Ober- und Unterschenkel etwa 90° beträgt. Besonders belastende Berufe sind hier z.B. Fliesen-, Boden- und Estrichleger sowie Bergleute. Auch bei dieser BK ist die Abgrenzung gegenüber einer „schicksalhaft" eingetretenen Kniegelenkarthrose oft schwierig, da auch ein Gutteil der nicht kniebelasteten Bevölkerung eine Kniegelenkarthrose erleidet.

›› *BK Nr. 2105 — Chronische Erkrankungen der Schleimbeutel durch ständigen Druck.* Am Kniegelenk betrifft diese BK vor allem die Schleimbeutel, die vor der Kniescheibe liegen. Gefährdet sind vorwiegend Personen, die bei ihrer beruflichen Tätigkeit häufig Druckbelastungen im Bereich der Kniegelenke ausgesetzt sind. Dies trifft insbesondere auf Bergleute, Bodenleger und -abzieher, Fliesenleger, Straßenbauer, Steinsetzer und Reinigungspersonal zu.

Besteht der Verdacht auf das Vorliegen einer BK, muss ein Verfahren über die zuständige Berufsgenossenschaft angestrengt werden. Ärzte sind verpflichtet, den Verdacht zu melden.

Im Jahr 2016 wurden ca. 80.000 Berufskrankheiten-Verfahren abgeschlossen. In etwa 22% dieser Fälle wurde das Vorliegen einer Berufskrankheit anerkannt und dabei in gut 6% der Fälle auch eine Rente zugesprochen.

12 Ausblick

Die Entwicklung immer ausgefeilterer OP- und Behandlungstechniken sowie der Einsatz neuer Materialien (z.B. Keramik) sind noch lange nicht abgeschlossen. Minimalinvasive gewebeschonende Vorgehensweisen setzen sich immer mehr durch.

Parallel dazu haben sich auch die Narkosetechnik und die Schmerztherapie vor allem durch die zunehmende Verbreitung der Regionalanästhesieverfahren weiterentwickelt.

Irgendwann in ferner Zukunft wird man vielleicht den genetischen Code zur Arthroseentstehung „knacken" und damit kausal in den Verschleißprozess eingreifen können.

Vielleicht gehört die Zukunft ja auch intelligenten Prothesen, mit denen der Träger digital kommunizieren kann, um die Belastung anzupassen oder wichtige Nachsorgetermine nicht zu verpassen.

Schließlich ist ein weiterer Ausbau der computergestützten Assistenzsysteme zu erwarten, die die Passgenauigkeit und Positionierung der Prothese optimieren helfen und ganz allgemein die Qualität chirurgischer Eingriffe weiter verbessern können.

Jedenfalls werden die bereits jetzt schon guten und sehr guten Ergebnisse der Kniechirurgie weiter verbessert werden können.

Fachbegriffe

ACT: Autologe Chondrozytentransplantation. Dabei wird Knorpel des Patienten entnommen, angezüchtet und ihm selbst (autolog) wieder transplantiert.

AMIC: Autologe matrixinduzierte Chondrogenese. Operationsverfahren zur Reparatur von geschädigtem Gelenkknorpel.

Arthritis: Gelenkentzündung.

Arthrofibrose: Ausgeprägte Vernarbungen im Kniegelenk mit Bewegungsbehinderung.

Arthrogryposis multiplex congenita: Angeborene, genetisch bedingte Erkrankung mit augeprägter Behinderung.

Arthrose: Gelenkverschleiß.

Arthroskopie: Spiegelung des Kniegelenks, minimalinvasive Operation.

Aseptische Knochennekrose: Kann an vielen Knochen vorkommen (Hüfte = Morbus Perthes, Knie = Morbus Schlatter). Durchblutungsbedingte Störungen der Knochenentwicklung. Trifft das wachsende Skelett und kann hier zu Fehlformen und Fehlentwicklung führen.

Bakerzyste: Prallelastische Zyste mit Vorwölbung in der Kniekehle. Entsteht bei Arthrose, Knorpel- und Meniskusschäden.

Beinwert: Bewertung von Unfallschäden in der privaten Unfallversicherung. Der Verlust eines gesamten Beines im Oberschenkelbereich entspricht einer Invalidität von 70% (= 1/1 Beinwert). Geringere Körperschäden werden dann in Abstufungen davon gebildet (1/2, 1/3, 1/4 usw.)

Biofilm: Von Bakterien gebildete Schutzhülle, die sie unangreifbar für Antibiotika macht. Besonders auf künstlichen Oberfläche wie Implantaten.

Bisphosphonat: Wirksames Medikament gegen Knochenschwund (Osteoporose).

Chondromalazie: Knorpelerweichung. Macht den Knorpel mechanisch weniger widerstandsfähig.

CT: Computertomografie. Arbeitet mit Röntgenstrahlen und erstellt Schichtbilder der zu untersuchenden Region.

elektive OP: Geplante Operation ohne Notfallcharakter.

Endoprothese: Kniegelenkimplantat. Im Gegensatz zur Exoprothese (Unterschenkelprothese) oder Oberschenkelprothese (Kunstbein).

Epiphyseolysis capitis femoris: Jugendliches Hüftkopfgleiten. Wird in der Pubertät vor allem bei Jungen beobachtet. Der Hüftkopf rutscht auf der noch nicht verfestigten Wachstumsfuge ab; eine mehr oder minder ausgeprägte Fehlstellung resultiert.

Femoralisblock/Saphenusblock: Verfahren der Regionalanästhesie zur Schmerztherapie bei Kniegelenkoperationen. Dabei wird unter Ultraschallkontrolle ein Katheter in die Nähe des Nerven gelegt, sodass dieser mit einem Lokalanästhetikum betäubt werden kann.

Gicht/Urikopathie/Gichttophus/Gichtarthropathie: Bei erhöhter Harnsäurekonzentration im Blut können sich Harnsäurekristalle in Gelenken ablagern und heftige Gelenkschmerzen verursachen. Häufig ist das Kniegelenk betroffen. Ursächlich wirken eine vermehrte Zufuhr von Purinen über die Nahrung und eine erbliche Veranlagung.

Giving-way: Phänomen bei Funktionsverlust des vorderen Kreuzbands. Das Kniegelenk gibt spontan nach, wenn kurzzeitig die muskuläre Kontrolle fehlt.

Hämodialyse: Blutwäsche bei eingeschränkter Nierenfunktion.

Healing Response: Möglichkeit der (teilweisen) Heilung einer Kreuzbandruptur durch Einblutung und Vernarbung an der Abrissstelle. Kann im Rahmen einer Arthroskopie ausgelöst werden.

Hyaluronsäure: Injektionslösung zur Therapie von Knorpelschäden im Kniegelenk.

ICRS: International Cartilage Regeneration & Joint Preservation Society.

Insuffizienzfraktur: „Stressfraktur"; wird vor allem bei Osteoporose beobachtet. Ist im Röntgenbild nicht zu erkennen und wird im MRT/CT dargestellt.

Knochenmarködem: Flüssigkeitsansammlung (Wasser) im Knochen. Erzeugt Druck und Schmerzen.

Kortison: Stark wirksames entzündungshemmendes Medikament. Wird u.a. bei der entzündlich aktivierten Arthrose ins Kniegelenk gespritzt. Kann mit Hyaluronsäure kombiniert werden.

Low-Grade-Infekt: Langsam schwelender Kniegelenkinfekt ohne ausgeprägte Entzündungszeichen. Die verursachenden Keime sind wenig aggressiv und können auch über eine Kniegelenkpunktion schwer nachgewiesen werden.

Menisken/Menisci: C-förmige Zwischengelenkscheiben aus Knorpel. Es gibt einen Außen- und einen Innenmeniskus.

Minimalinvasive Operation: Modernes gewebeschonendes OP-Verfahren mit geringerem Blutverlust und rascher Rehabilitation.

Morbus Ahlbäck: Aseptische Knochennekrose, vor allem an der inneren Oberschenkelrolle gelegen. Kann zur Inkongruenz und schließlich zur Kniearthrose führen.

Morbus Perthes: Gefährliche aseptische Knochennekrose am Hüftkopf. Häufig bei Jungen zwischen dem 3. und 11. Lebensjahr. Kann sich zunächst in Form von Knieschmerzen äußern und erfordert eine sofortige Therapie.

Morbus Schlatter: Aseptische Knochennekrose am vorderen Schienbeinkopf. Häufig bei Jungen präpubertär. Heilt nahezu folgenlos aus.

Nekrose: Durch mangelnde Durchblutung bedingtes Absterben von Knochen(teilen).

NMR/MRT: Kernspintomografie (Nuclear Magnetic Resonance). Bildgebendes Verfahren ohne Röntgenstrahlung, besonders zur Darstellung von Weichteilgewebe wie Knorpel, Meniskus und Bändern geeignet.

OATS: Osteochondrale autologe Knorpel-Knochen-Transplantation.

Orthese: Bandage oder Schiene zur äußeren Gelenkstabilisierung, z.B. nach Unfällen oder Bandverletzungen.

Osteochondrosis dissecans: Aseptische Knochennekrose, an den Oberschenkelrollen gelegen.

Osteodensitometrie: Knochendichtemessung zur Osteoporosediagnostik.

Osteomyelitis: Knochenentzündung durch Bakterien. Diese gelangen exogen (= von außen) oder endogen (= auf dem Blutweg) ins Kniegelenk.

Osteophyten: Knochenausziehungen an Schienbeinkopf, Oberschenkelrollen und Kniescheibe bei einer fortgeschrittenen Arthrose.

Osteoporose: Entkalkung des Knochens mit erhöhter Bruchgefahr.

Patellaluxation (habituelle/traumatische): Verrenkung der Kniescheibe, meist nach außen. Je nach Ursache unterscheidet man eine „habituelle" (= anlagebedingte) von einer „traumatischen" (= unfallverursachten) Luxation.

Polyethylenlager: Kunststofflager einer Knieprothese.

Quadrizepsmuskel: Kniestreckermuskel. Größter Muskel des Menschen.

Rachitis: Vitamin-D-Mangelkrankheit (= „englische Krankheit").

Remodelling: Fähigkeit des noch wachsenden Körpers, Defekte wieder (teilweise) zu reparieren.

Rheuma: Entzündliche autoaggressive Erkrankung mit Tendenz zur Gelenkzerstörung.

Rheumatisches Fieber: Gelenkrheumatismus nach einer Streptokokkenerkrankung (z.B. Mandelentzündung).

Screening: Testverfahren im Rahmen der Hygienemaßnahmen zur Verhinderung von Hospitalkeimen.

Sonografie: Ultraschalluntersuchung. Vorteil: keine Strahlenbelastung und Möglichkeit der dynamischen Untersuchung. Dabei kann man das Kniegelenk während der Funktion (Beugung und Streckung) in „Echtzeit" untersuchen. In dieser Hinsicht ist die Sonografie der Röntgenuntersuchung, der Kernspintomografie und der Computertomografie als statischen Untersuchungsmethoden überlegen.

Synovektomie: Arthroskopische oder offene Entfernung der Gelenk-schleimhaut. Wird z.B. regelmäßig bei einer chronischen Polyarthritis durchgeführt.

Synvoialitis: (Reaktive) Gelenkschleimhautentzündung. Schmerz-haftes Korrelat einer Kniegelenkarthrose. Führt zur Ergussbildung.

„Team Time Out": Check-Verfahren zur Optimierung der OP-Sicherheit. Wie kurz vor dem Start eines Flugzeugs werden noch ein-mal alle OP-relevanten Daten zwischen Operateur, Narkosearzt und OP-Team abgeglichen.

Tuberositas tibiae: Ansatzpunkt des Kniescheibenbands am vorderen Schienbeinkopf. Hier läuft der → Morbus Schlatter ab.

Der Autor

Dr. med. Robert Kipping ist seit mehr als 30 Jahren im Bereich der konservativen und operativen Orthopädie tätig und hat zahlreiche Operationen des Kniegelenks auch des höchsten Schwierigkeitsgrads selbst durchgeführt. Er ist Leiter und Seniorhauptoperateur des Endoprothesenzentrums der Maximalversorgung an der WolfartKlinik in Gräfelfing bei München. Bereits 1986 hat er seine Dissertation mit dem Titel „Die einseitige Schlittenprothese am Kniegelenk" erfolgreich mit summa cum laude abgeschlossen und sich seitdem schwerpunktmäßig mit der konservativen und operativen Behandlung der großen Körpergelenke beschäftigt.